Karin Schutt

Enjoy!
Massagen zum Entspannen

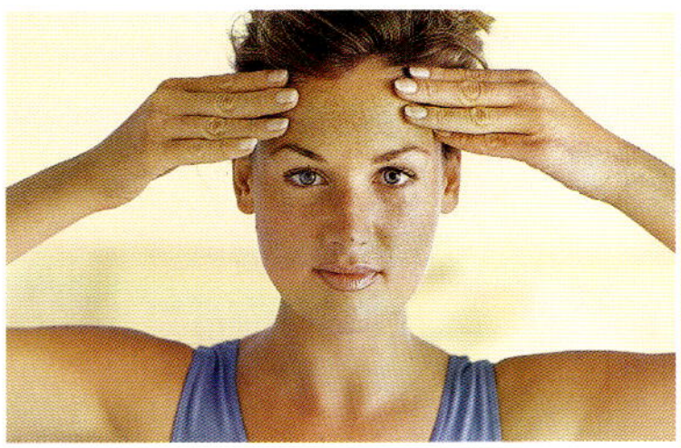

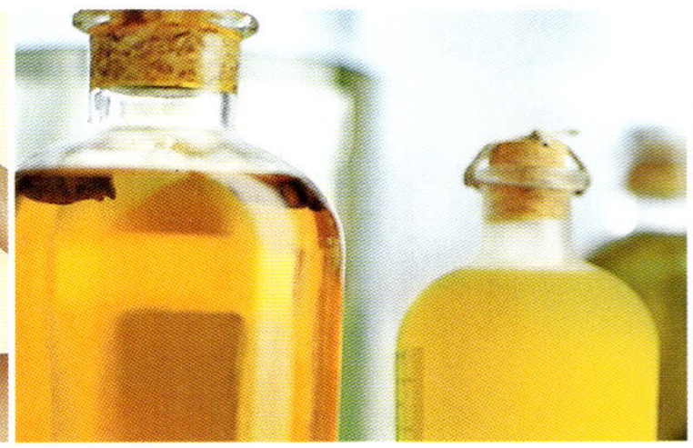

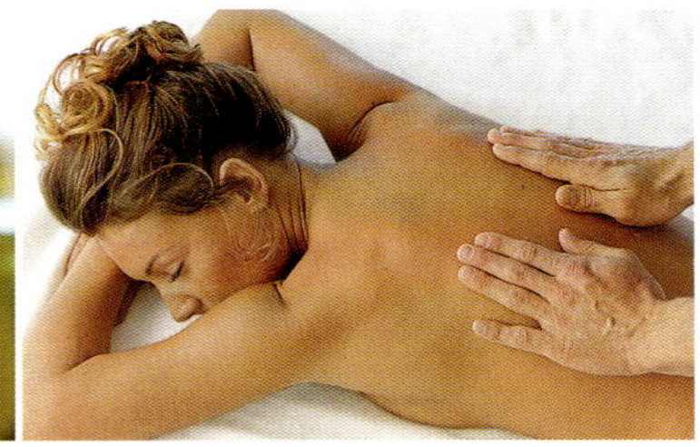

Die Sinne beleben, sich verwöhnen
Wirksame Selbst- und Partnermassagen

Inhaltsverzeichnis

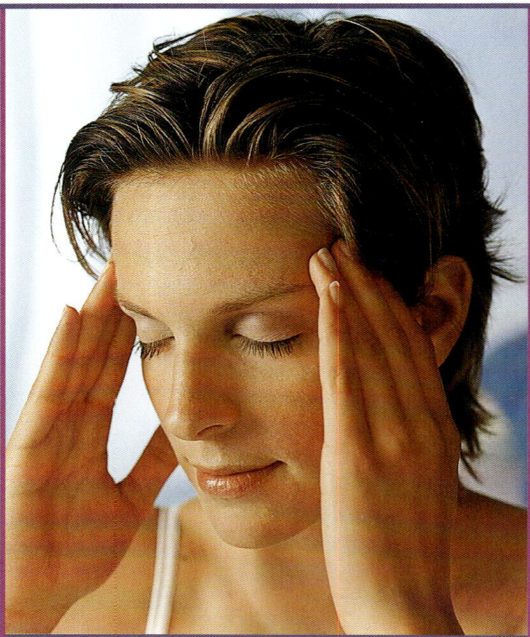

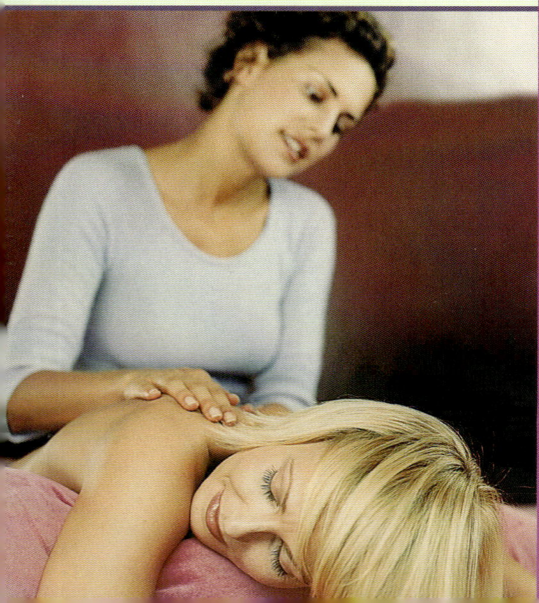

Bitte anfassen!

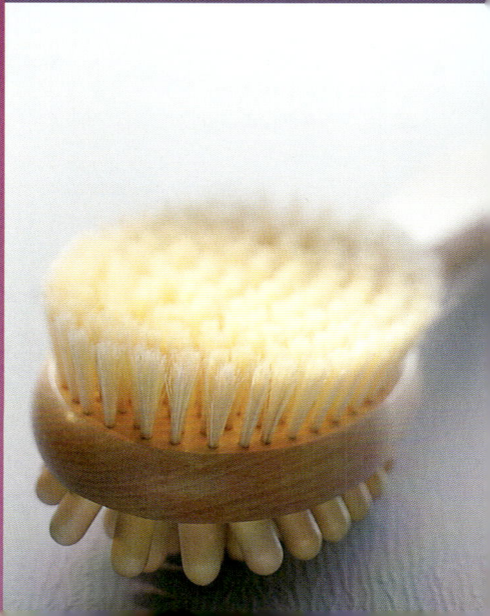

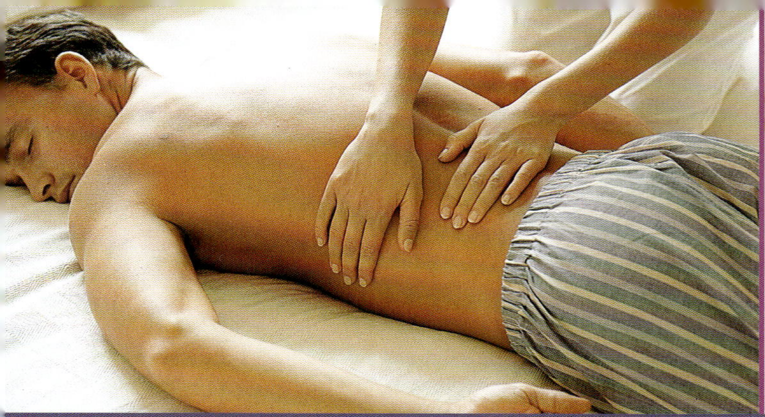

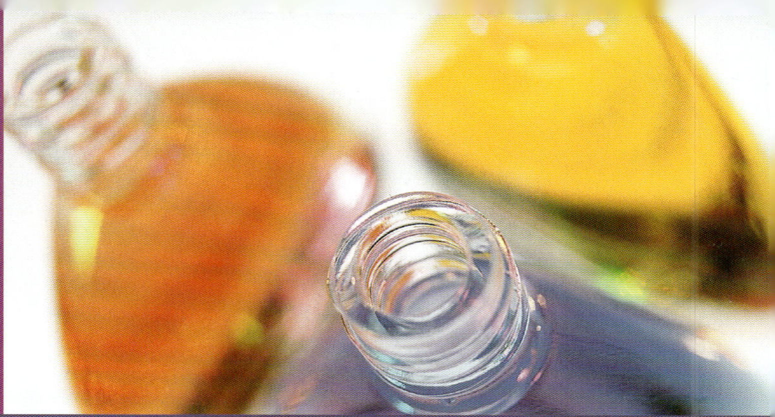

Die besten Relax-Massagen

Entspannt von Kopf bis Fuß

Special effects

Zum Nachschlagen 90

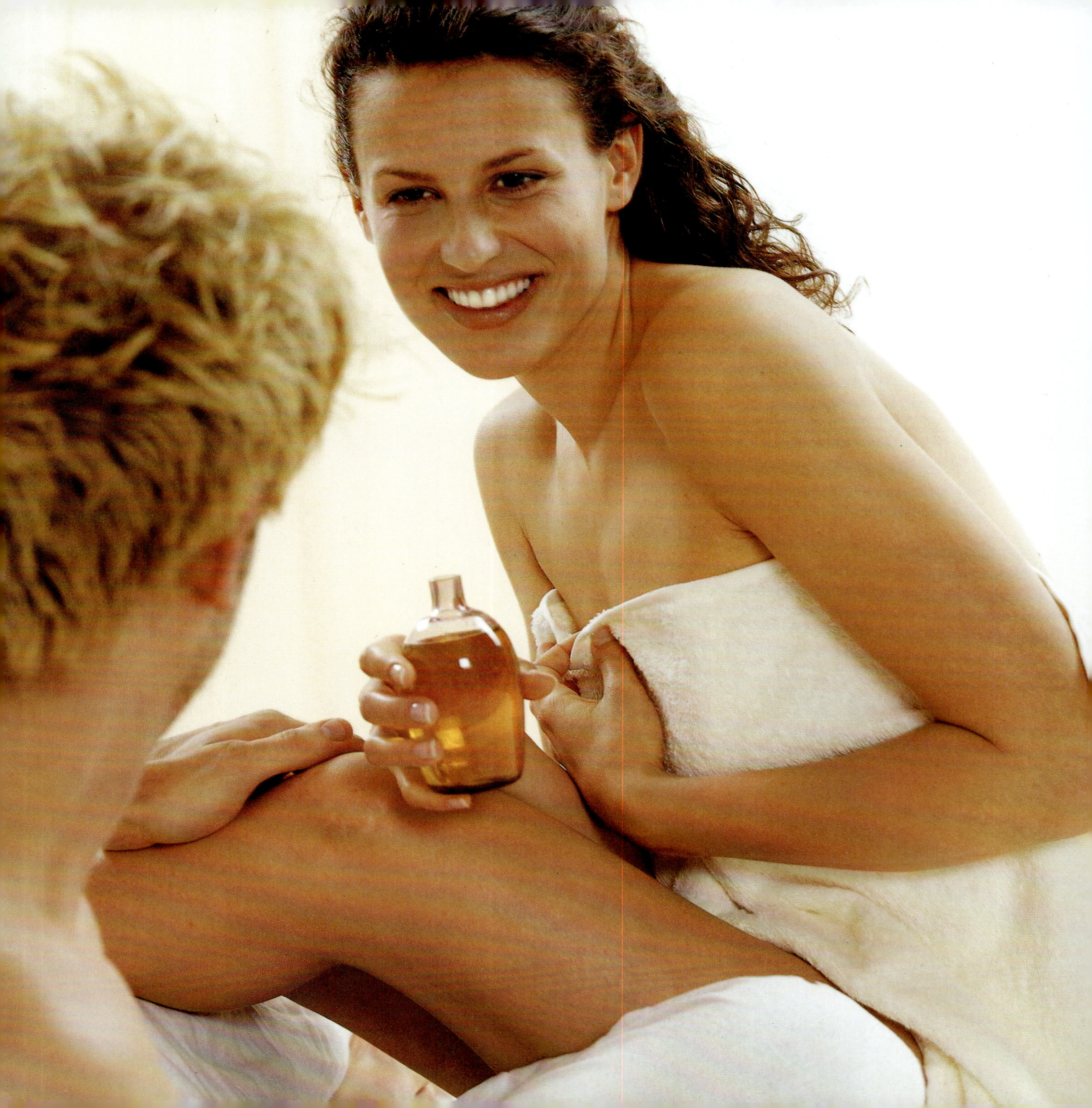

BITTE ANFASSEN!

Stress lässt sich nicht immer vermeiden und die damit verbundene Anspannung auch nicht. Doch was tun, wenn´s im Job oder in der Familie wieder mal hoch hergeht? Richtig: Zeit für sich nehmen, abschalten und die **Sinne verwöhnen!** Erholung pur schenken **relaxende** Massagen. Denn unsere Haut ist für Streicheleinheiten besonders empfänglich. Entspannung ist schließlich **Haut-Sache!**

Berührungen zum Wohlfühlen

Haut auf Haut: Nichts ist natürlicher als Körperkontakt und nichts anderes ist so wohltuend, wie von warmen, geschmeidigen Händen massiert zu werden. Die Massage ist so alt wie die Menschheit selbst, und jeder von uns braucht von Zeit zu Zeit entspannende Streicheleinheiten.

Hautreize mit Wirkung

Ganz gleich, mit welcher Art von Massage Sie sich verwöhnen lassen, die Wirkungen, die Sie hautnah zu spüren bekommen, sind intensiv und absolut entspannend. Schließlich ist die Haut mit einer Oberfläche von etwa 1,6 Quadratmetern unser größtes Organ, das neben wichtigen Schutz-, Wärmeregulierungs-, Ausscheidungs- und Immunfunktionen eine ganz besondere Rolle für unser Wohlbefinden spielt: Rund fünf Millionen hochsensibler Sinneszellen warten nur darauf, „reizvolle" Berührungen zu empfangen. Sobald Haut auf Haut trifft, entsteht ein solcher Reiz, der von winzigen Tastkörperchen, den Rezeptoren, aufgenommen und blitzschnell auf Nervenbahnen über das Rückenmark ans Gehirn weitergeleitet wird. Allein ein Händedruck aktiviert 15.000 Tastkörperchen, und das Streicheln eines geliebten Menschen hat geradezu dramatische Wirkungen: Tausende von Rezeptoren melden den Tastreiz an unser Gefühlszentrum im Gehirn, das limbische System. Die Folgen: Die Hirnanhangsdrüse schüttet verstärkt berauschende Hormone aus, die Durchblutung wird gesteigert, das Herz schlägt schneller. Abgerundet wird dieses biochemische Feuerwerk im Körper durch die Freisetzung von Oxytocin, einem Hormon, das beruhigend und harmonisierend wirkt. Rausch und Ruhe. Kein Wunder also, dass liebevolle Berührungen so überaus gut tun und tiefe Relax-Gefühle auslösen.

MASSIEREN SIE DEN STRESS WEG!

Es waren schwedische Forscher, die herausgefunden haben, dass durch den Druck warmer Hände und durch die streichenden, reibenden und knetenden Bewegungen das Hormon Oxytocin im Körper freigesetzt wird. Es mindert Stress, nimmt Angst und lindert Schmerzen. Gleichzeitig wird beim Massieren die Produktion von Glückshormonen, den Endorphinen, angeregt. Und die sorgen für eine gehörige Portion guter Laune. Wer schon mal in den Genuss einer Massage gekommen ist, weiß um diese Wirkungen: Man atmet wieder tief durch, Anspannung und Nervosität weichen, man kann richtig loslassen und innerlich Ballast abwerfen. Manch einer schläft beim Massieren auch einfach ein – ein Zeichen tiefster Entspannung und absoluten Wohlgefühls. Diese beruhigend-entspannende Wirkung – *psycho-sedativer Effekt* genannt – gehört deshalb zu den besten und schönsten Relax-Gefühlen, die durch eine Massage erzielt werden können.

ERHOLUNG FÜR STRAPAZIERTE NERVEN

Doch Massage kann noch mehr. Zwei unterschiedliche Nervensysteme arbeiten in unserem Körper: der Sympathikus und der Parasympathikus. Die beiden haben Einfluss auf fast jedes innere Organ. Sie sind Gegenspieler: Der Sympathikus hat

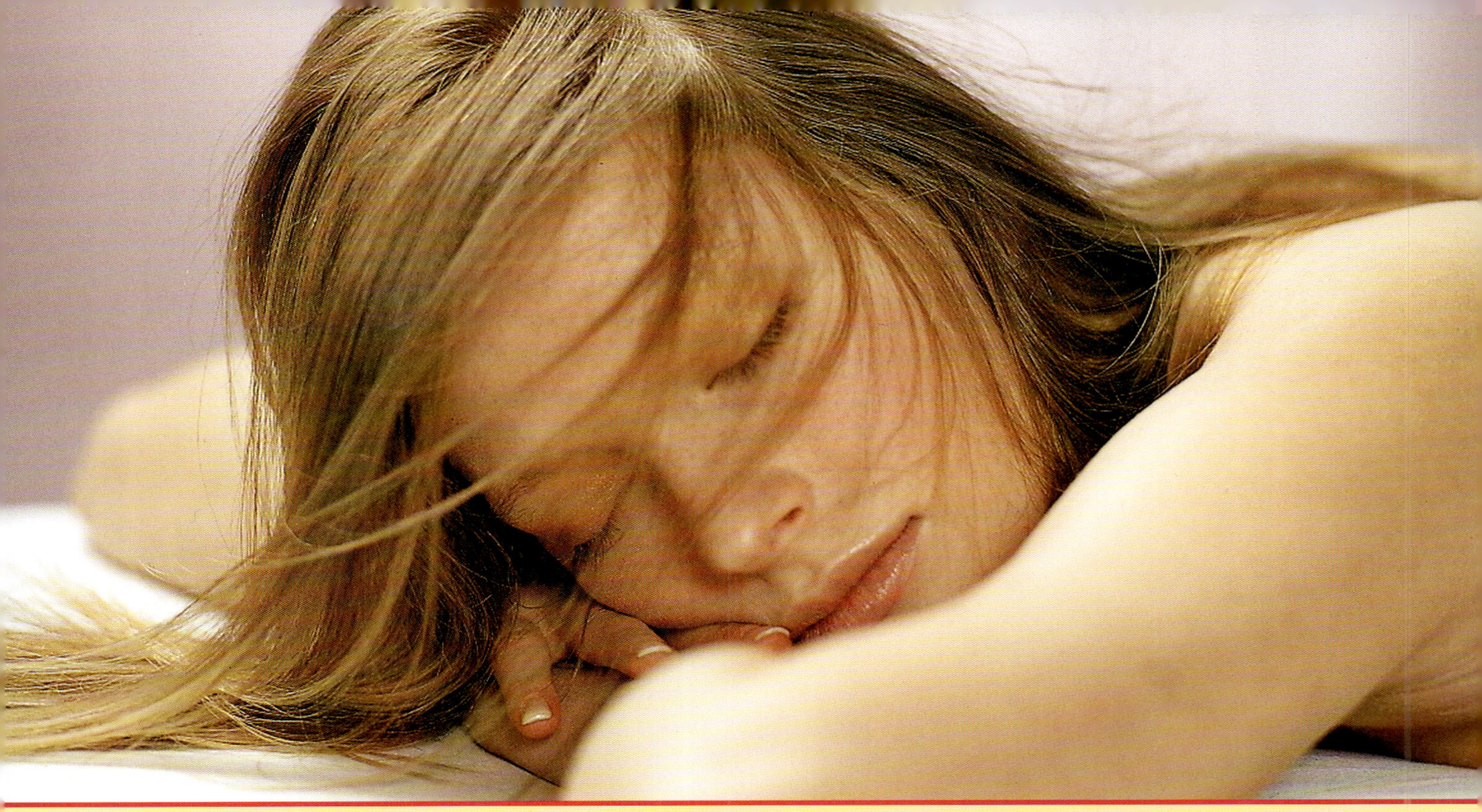

Wohlfühlen heißt die Devise. Genießen Sie die Massage mit jedem Zentimeter Haut und schalten Sie bewusst ab!

eine anregende, der Parasympathikus hingegen eine hemmende, beruhigende Wirkung. Ein Beispiel: Sie sitzen im Büro und genießen entspannt eine Tasse Kaffee. Der Parasympathikus hat die Oberhand, der Herzschlag geht eher langsam. Plötzlich ein Anruf: Eine wichtige Terminsache muss innerhalb der nächsten zehn Minuten erledigt werden. Jetzt übernimmt der Sympathikus die Führung und treibt den Herzschlag in die Höhe, die Wachmacherhormone Adrenalin und Noradrenalin werden ausgeschüttet. Dieser Wechsel von Entspannung und Spannung ist ein ganz normaler Prozess, der in unserem Körper mehrmals am Tag abläuft. Überwiegt jedoch über längere Zeit einer dieser beiden Zustände, werden bestimmte Organe ständig über- beziehungsweise unterfordert. Dieser negative Stress (Disstress) führt dazu, dass man unzufrieden und nervös ist. Zusätzlich wird die Produktion von Kortisol angekurbelt. Halten Disstress und der erhöhte Kortisol-Spiegel an, gewöhnt sich der Körper nach und nach an diesen Zustand und unternimmt nichts mehr dagegen. Dann muss die Balance mit Hilfe therapeutischer Maßnahmen wieder hergestellt werden. Und genau das vermag Massage zu leisten: Ihre ausgleichende Wirkung auf das Nervensystem, *nervaler Effekt* genannt, entsteht hauptsächlich durch die Wärme der Hände, durch den ausgeübten Druck und durch den Berührungsreiz. Beim Massieren werden die Nervenenden in der Haut stimuliert oder beruhigt, so dass ein durch Disstress, Nervosität und innere Anspannung strapaziertes Nervenkostüm wieder zur Ruhe kommt und auf Normalbetrieb umschaltet.

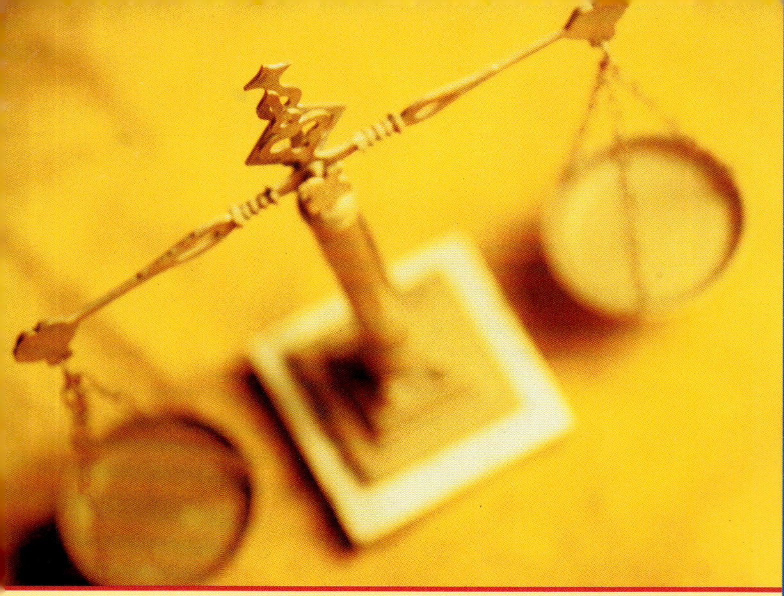

Eine Massage sorgt für Ausgleich; ein Zuviel an Spannung wird ebenso ins rechte Lot gebracht wie ein Zuwenig.

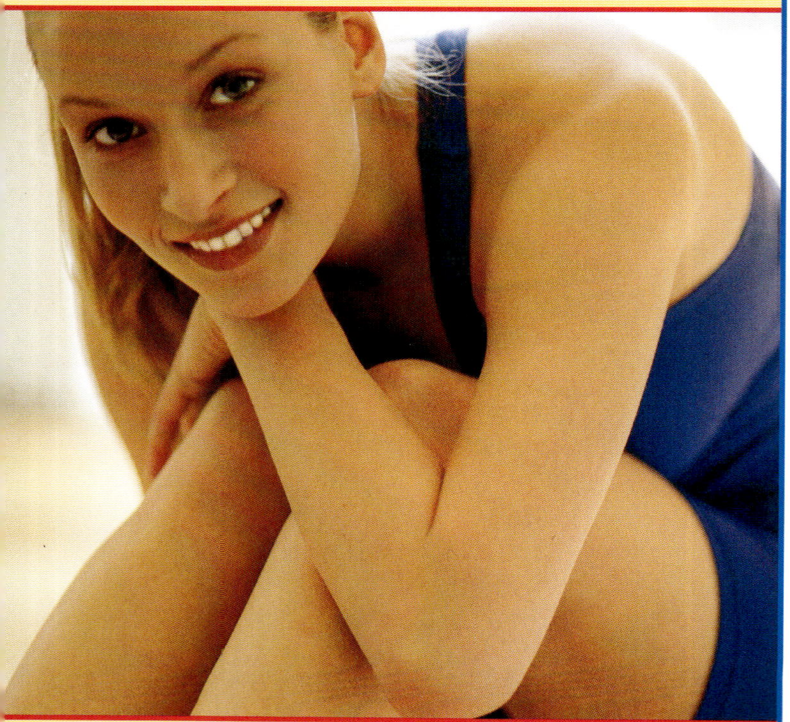

Fit durch Massage: Beim Streichen, Reiben und Kneten werden die Muskeln gut durchblutet und gedehnt.

FITNESS FÜR DIE MUSKELN

Anmutige, geschmeidige und fließende Bewegungen sind herrlich anzusehen. Dafür sind allerdings weiche, elastische Muskeln nötig. Katzen sind Meister dieser Disziplin, denn sie sorgen täglich mit einem ausgewogenen Bewegungs-, Gymnastik- und Relax-Programm für die vitale Kraft ihrer Muskelpakete. Die Gattung Mensch hingegen beansprucht ihre Muskeln meist recht einseitig: Fehlhaltungen im Job, aber auch psychischer Druck können dazu führen, dass man bestimmte Muskeln einseitig anspannt. Das führt auf Dauer zu Verhärtungen im Nacken- und Schulterbereich und zu Rückenbeschwerden. Durch die verspannten Muskeln wird auch die Beweglichkeit in diesen Bereichen eingeschränkt, man fühlt sich regelrecht erstarrt und die Muskeln schmerzen schon bei der geringsten Bewegung.

Aber das muss nicht sein! Neben ausgewogener Bewegung ist Massage ein ideales Fitness-Mittel gegen schmerzhaft verspannte oder müde Muskeln, denn beim Massieren reguliert sich ihr Spannungszustand (Tonus): Harte Muskeln entkrampfen (Detonisierung), schlaffe Muskeln bekommen einen Kick, um wieder funktionsstark zu arbeiten (Tonisierung). Das therapeutische Ziel einer Massage ist daher die Wiederherstellung einer normalen Muskelspannung. Dieser *tonisierende Effekt* entsteht, da die Muskeln durch die Massage besser durchblutet und auf diese Weise wieder elastisch und dehnbar werden.

NEUE ENERGIE FÜR DEN KÖRPER

Müde, schlapp und abgespannt? Nach stressigen Zeiten fühlt man sich alles andere als topfit. Das kann unter anderem daran liegen, dass der Körper mit Abfallprodukten (Schlacken) überlastet ist. Schlacken bilden sich aufgrund falscher, einseitiger oder übermäßiger Ernährung sowie durch zu viel Stress. Zwar entstehen bei den Stoffwechselprozessen, die in unserem Körper ablaufen, immer Abfallprodukte, die der Körper nicht mehr verwerten kann – ganz gleich, was man isst oder trinkt. Doch der Organismus ist bei gesunder, ausgewogener Lebensweise und Ernährung sehr gut in der Lage, über Nieren, Leber, Lungen und Haut für die innere Reinigung und den Abtransport des Stoffwechselmülls zu sorgen. Bei chronischer Überlastung allerdings wird ein Teil der Abfallstoffe einfach im Körper abgelagert, etwa in den Gefäßen, im Bindegewebe oder in den Gelenken. Ob Ihr Organismus überlastet ist, erkennen Sie beispielsweise an glanzlosen Haaren und grauer Haut, die trotz guter Pflege müde aussieht. Erschöpfung und die Neigung zu Verdauungsproblemen sind weitere Anzeichen dafür, dass der Körper mit der Flut an Abfallprodukten nicht mehr ohne weiteres fertig wird.

Auch hier ist Massage ein superwirksames, natürliches Mittel, um den Stoffwechsel zu pushen, Kreislauf und Lymphfluss auf Trab zu bringen und die Reinigungsfunktion der Haut anzuregen. Denn: Massage steigert die örtliche Durchblutung sowohl der oberflächlichen als auch der tiefen Gewebeschichten bis zum Fünffachen der normalen Durchblutung. Durch diese verstärkte Blutzufuhr werden die Zellen ausreichend mit Sauerstoff und notwendigen Nährstoffen versorgt. Gleichzeitig stimulieren die Berührung und die erhöhte Blutzirkulation auch das Lymphsystem, so dass abgelagerte Schlacken und Giftstoffe besser ausgefiltert und abtransportiert werden können. Diese durchblutungsfördernde Wirkung – *vasaler Effekt* genannt – zählt zu den heilsamsten Impulsen der Massage überhaupt, denn dadurch bekommt unser Körper das, was er in stressigen Zeiten am nötigsten braucht: neue Energie und mehr Schwung!

SCHMERZ LASS NACH!

Eigentlich ist es ganz gut, dass verspannte Muskeln weh tun. Denn mit Schmerzen schlägt der Körper rechtzeitig Alarm. Ob durch chronische Fehlhaltungen oder übermäßige innere Anspannung hervorgerufen – die Muskeln, Bänder, Sehnen und Gelenke reagieren mit diesem Warnsignal, wenn sie zu lange und zu oft in Stellungen verharren müssen, die auf Dauer zu ernsthaften gesundheitlichen Problemen führen. Damit beispielsweise ein immer wieder schmerzhaft versteifter Nacken nicht auch noch Kopfschmerzen verursacht oder die dumpfen Muskelschmerzen im Rücken zur Schädigung der Bandscheiben führen, sind entspannende Gegenmaßnahmen dringend nötig. Als Soforthilfe kann eine wohl dosierte Massage den unangenehmen Schmerzen ein Ende bereiten, wobei die hier nötigen Grifftechniken allerdings ebenfalls erst einmal weh tun. Dadurch wird aber der bestehende Muskelschmerz (kein entzündlicher oder verletzungsbedingter Schmerz!) überdeckt: Der starke Berührungsreiz signalisiert über die Nerven dem Gehirn nämlich einen neuen, stärkeren Impuls, der das ursprüngliche Schmerzsignal auslöscht. In der medizinischen Fachsprache nennt man diesen Vorgang daher Auslöschphänomen.

Mit dem Nachlassen des Schmerzempfindens lösen sich allmählich auch die Muskelverspannungen auf, was sich wiederum positiv auf die Durchblutung und damit auf die Versorgung des Muskelgewebes mit Sauerstoff und Nährstoffen auswirkt. Schmerzauslösende Substanzen sowie Stoffwechselschlacken können besser aus dem Körper ausgeschwemmt werden, die Produktion körpereigener Schmerzmittel wird angeregt. Denn der Berührungsreiz signalisiert dem Gehirn, dass eine Extradosis Endorphine ausgeschüttet werden soll. Die sorgen nicht nur für berauschende Glücksgefühle, sondern tragen auch wirksam zur Schmerzlinderung bei.

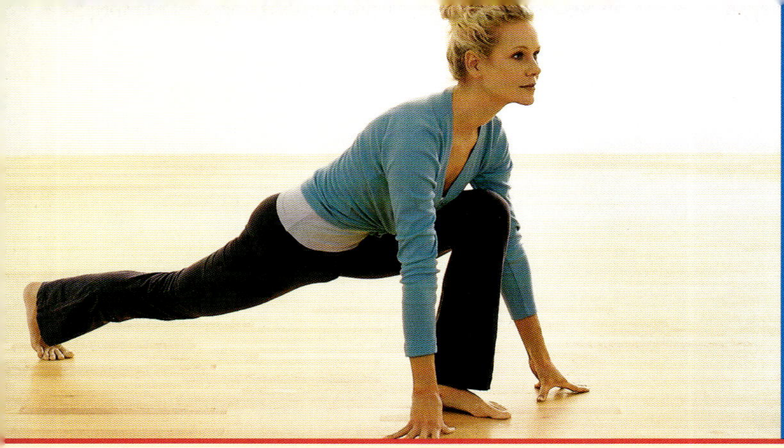

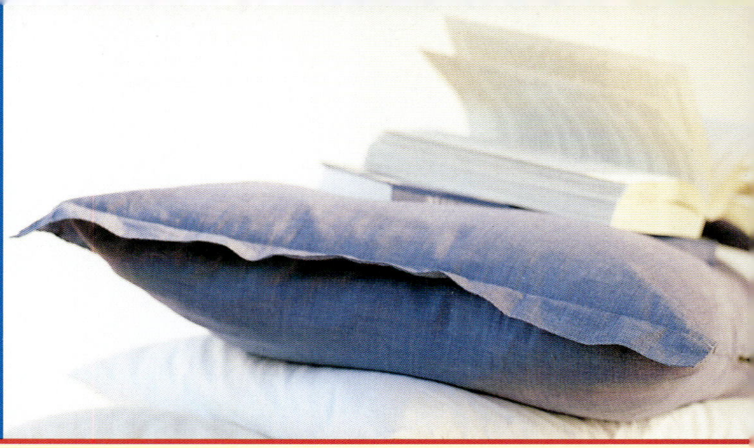

Basics

Die Kunst des Müßiggangs

Keine Frage: Massagen machen verspannte Muskeln wieder locker. Dennoch ist eine kleine Portion Relaxing nötig, um für den täglichen Energienachschub zu sorgen. Mal so richtig faulenzen oder nur das tun, was wirklich Spaß macht, dazu eine auf die individuellen Bedürfnisse zugeschnittene Entspannung – das sind die besten Langzeitstrategien gegen zu viel Hetze und Stress.

STRESSFAKTOR ALLTAG ODER ...

Wenn es tagsüber sehr anstrengend war, können viele auch nachts nicht richtig abschalten und nehmen ihre Probleme und den Alltagsstress mit ins Bett. Ergebnis: Am Morgen fühlen sie sich wie gerädert, weil sie nicht gut geschlafen haben. Oder die Gesichts- und Nackenmuskeln tun weh, weil sie die Nacht zähneknirschend und in steifer Kopfhaltung verbracht haben. Gefühle wie Angst und Ärger sind böse Energieräuber: Drehen sich die Gedanken nur noch im Kreis und verbeißt man sich in ein Problem, erscheint es überdimensional groß und unlösbar. Die psychische Anspannung greift dann auch auf den Körper über. Spätestens jetzt heißt es: aufpassen und regelmäßig für entspannende Momente sorgen.

Sicherlich: Unser Körper verträgt eine große Portion Anstrengung und Stress, ohne ernsthaft Schaden zu nehmen. Gleichzeitig spüren wir aber auch, wann Erholung nötig ist. Schmerzhafte Verspannungen, quälende Schlafstörungen oder lähmende Erschöpfungszustände haben keine Chance, wenn wir auf unseren Körper hören, denn die Natur hat ihn mit einem wirksamen biologischen Relax-Programm ausgestattet, das durch Muße und Gelassenheit jederzeit neu aktiviert werden kann.

–

... KRAFTQUELLE ALLE TAGE

Entspannen – das heißt nichts anderes als loszulassen, sich eine Weile auszuklinken aus der hektischen Alltagswelt und ihren Problemen. Dafür muss nicht viel Aufwand betrieben werden und es müssen auch nicht immer Strand, Sonne und Hotel fernab der heimischen Gefilde sein, um auf andere Gedanken zu kommen und die Seele baumeln zu lassen. Auch zu Hause, in

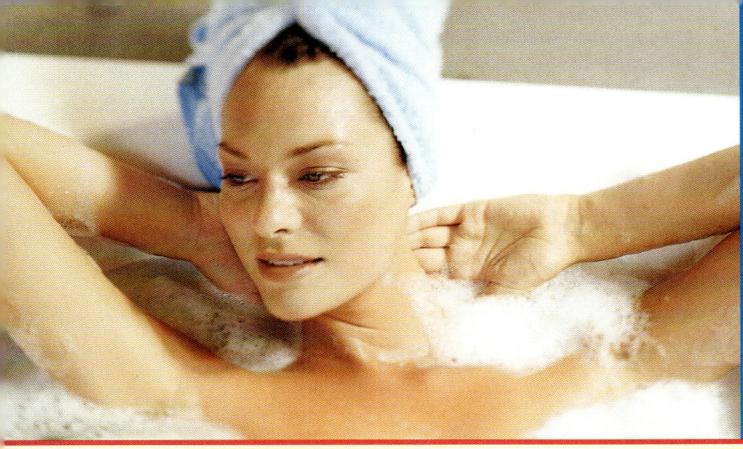

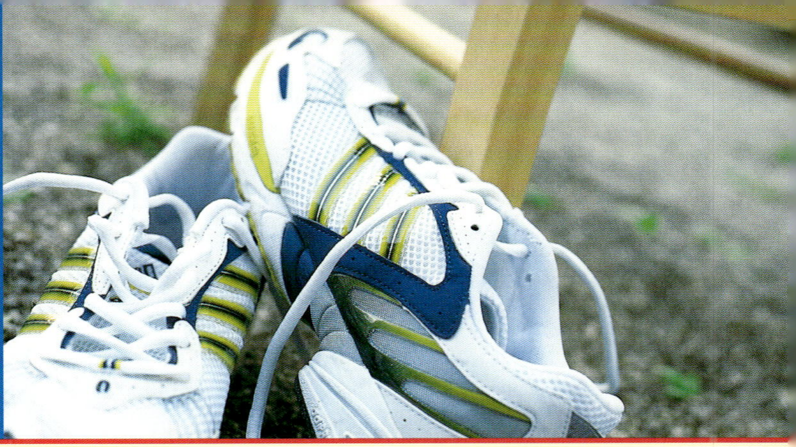

gewohnter Umgebung ist es möglich, regelmäßig für stressfreie Zeit und Urlaubsgefühle zu sorgen. Denn oft sind es gerade die kleinen Dinge, die uns den Alltag versüßen und uns innerlich wieder zur Ruhe kommen lassen. Auch wenn Zeit vertrödeln oder Tagträumen nachhängen für viele regelrechte Fremdwörter sind – dieses „Tun im Nichtstun" ist eine sprudelnde Energiequelle, die Sie wieder Ihrem eigenen Rhythmus und Relax-Potenzial näher bringt. Das geht ganz einfach: Erlernen Sie die Kunst des Müßiggangs und des Genießens, denn das ist der Schlüssel für mehr Freude und Spaß im Alltag. Ganz gleich, ob Sie morgens in aller Gemütlichkeit frühstücken, sich nach dem Mittagessen ein erholsames Nickerchen gönnen, abends in ein wohlriechendes Vollbad eintauchen oder bei Kerzenschein Ihrer Lieblingsmusik lauschen – Hauptsache, Sie fühlen sich wohl dabei und genießen den Augenblick. Denn für wirkliche Relax-Effekte sorgen diese Wohlfühlstrategien nur, wenn Sie sie bewusst erleben. Deshalb: Immer genügend Zeit einplanen, Handy ab- und Anrufbeantworter einschalten und alles in Ruhe vorbereiten. Machen Sie es sich so richtig gemütlich!

ENTSPANNEN MIT METHODE

Neben diesen Relax-Momenten, die Sie sich jeden Tag gönnen sollten, gibt es die Möglichkeit, mit Hilfe einer bestimmten Entspannungstechnik oder einer geeigneten Sportart die inneren Kraftquellen zum Sprudeln zu bringen:

➤ Sind Sie tagsüber ständig in Bewegung und hetzen von einem Termin zum anderen, können Sie sich mit den fernöstlichen Methoden des Tai Chi, Qi Gong oder Hatha-Yoga verwöhnen, bei denen meditative Bewegungsabläufe ausgeführt werden. Auch das schwerelose Schweben im Wasser beim Aqua-Balancing entspannt mühelos. Mit Übungen nach der Feldenkrais-Methode können Sie Ihre Bewegungen harmonisieren und sich seelisch regenerieren.

➤ Fühlen Sie sich unterfordert oder einseitig belastet, entspannen Sie am besten bei Power-Walking oder Aqua-Fitness. Ideal sind außerdem sanfte Bewegungsformen wie Stretching, Tanzen oder Ballett-Aerobic.

➤ Stehen Sie im Beruf permanent unter Strom, sind superaktiv und müssen inneren Druck abbauen, ist Ihr Bedarf an Entspannung groß. Regelmäßiges Auspowern ist für Sie sicher die effektivste Möglichkeit, Körper und Seele von Spannungen zu befreien. Klassische Sportarten wie Joggen, Schwimmen oder Radfahren sind hierfür ideal. Auch bei asiatischen Kampfsportarten, feurigen Latino-Tänzen oder in Aerobic-Kursen können Sie körperlich und mental Dampf ablassen.

➤ Sind Sie ständig mit anderen Menschen zusammen und tragen große Verantwortung in Beruf oder Familie, brauchen Sie sehr viel Zeit für sich, um richtig abschalten zu können. Meditation oder bestimmte Atemtechniken sind dafür am besten geeignet. Fantasiereisen ins Körperinnere oder Autogenes Training spenden ebenfalls neue Energie und wirken entspannend.

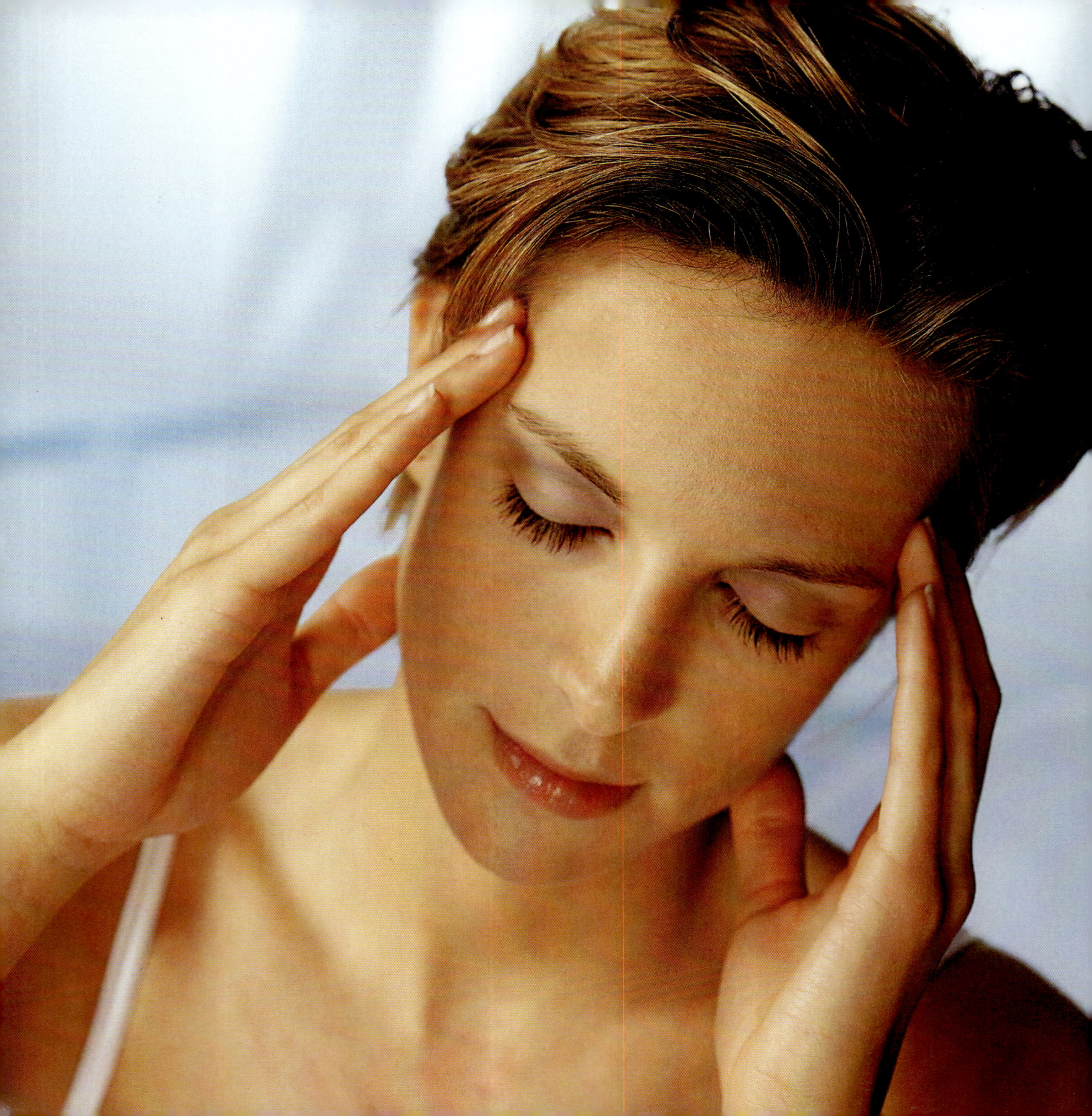

DIE BESTEN RELAX-MASSAGEN

Ständig nervös oder schlechter Stimmung? Dann ist es höchste Zeit für eine wohltuende Massage. Ob auf **europäische** oder **fernöstliche** Art – mit den Händen lassen sich körperliche und seelische Verspannungen **einfach wegmassieren.** Locker und entspannt meistern Sie den Alltag bestimmt gleich besser!

Der Klassiker: Schwedische Massage

Mit Streichen, Reiben und Kneten rückte der Schwede Per Henrik Ling zu Beginn des 19. Jahrhunderts seinen Mitmenschen zu Leibe. Mit Erfolg: Seine Behandlungsmethode zählt auch heute noch zu den besten, weil wirksamsten Entspannungs- und Heilmassagen überhaupt.

Sanfte Streichungen

Der erste Körperkontakt beim Massieren beginnt jedes Mal mit fließenden, über den Körper gleitenden Streichungen, die als *Effleurage* bezeichnet werden. Das sanfte Streichen wird stets in Aufwärtsrichtung ausgeführt, also mit dem Blutstrom zum Herzen hin, und dient zur Einstimmung auf die nun folgende Behandlung. Dabei wird das Massageöl gleichmäßig auf der Haut verteilt. Schon bei dieser einfachsten aller Grifftechniken breitet sich im Körper ein wohlig entspannendes Gefühl aus: Oberflächliche Spannungen werden gelöst. Aufatmen und genießen ist angesagt. Auch nach jeder anderen, intensiveren Grifftechnik wie dem Reiben und Kneten sollte der Körper immer wieder mit sanften Streichungen verwöhnt werden – das wirkt ausgleichend und optimiert das Relax-Erlebnis.

Eine intensivere, tiefenwirksame Variante des Streichens wird mit mehr Druck ausgeführt. Dazu den Oberkörper leicht vorbeugen, so kommt ganz automatisch mehr Druck auf die Hände. Diese Technik benutzt jeder professionelle Physiotherapeut, um seine Kräfte beim Massieren zu schonen.

Mit tiefenwirksamen Streichungen gewinnen Sie erste Eindrücke über den Zustand des behandelten Muskelgewebes (weich oder verhärtet?) und erreichen

- eine stärkere Durchblutung und Anregung des Lymphflusses (entschlackende Wirkung),
- eine Verbesserung des allgemeinen Spannungszustands der Muskeln (Tonisierung),
- ein tiefes Durchatmen und eine Anregung der Atmung (Reinigungsfunktion der Lunge) sowie
- ein Loslassen auf seelischer Ebene: Sorgen werden weggestrichen, Stress wegmassiert, belastende Gedanken losgelöst.

Knetkur gegen Verspannungen

Nach den einleitenden Streichungen ist der Übergang zu knetenden Bewegungen fließend: Die Hände ertasten die Muskelpakete an Schultern, Rücken, Beinen und Po, fassen abwechselnd beherzt zu und pressen, drücken oder rollen die Hautpartien mit sanften, rhythmischen Bewegungen der Fingerspitzen (*Pétrissage*). Das fleischige Muskelgewebe fühlt sich wie warmer Kuchenteig an und wird auch wie ein solcher sanft, aber intensiv durchgeknetet.

Durch die Technik des Knetens werden das unter der Haut befindliche Fettgewebe und die Muskelfasern intensiv bearbeitet und Sie erreichen, dass

- sich verspannte, harte Muskeln lockern und allmählich wieder weich und elastisch werden und

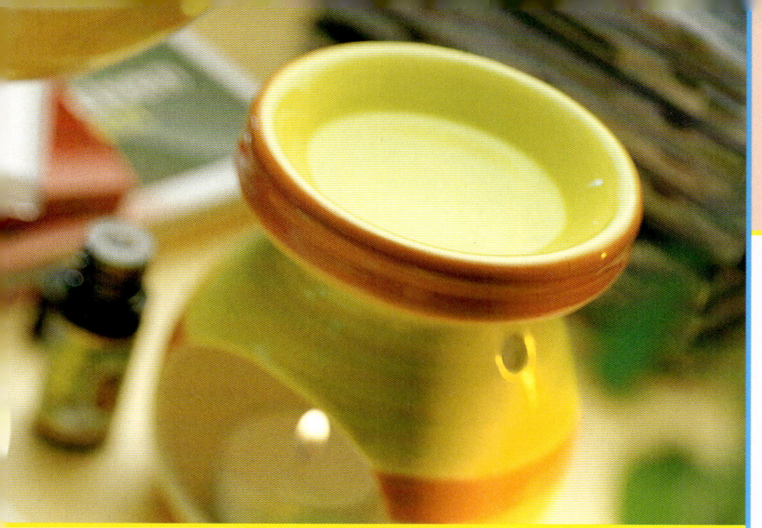

Verwöhnen Sie alle Sinne: Eine Duftlampe mit ätherischen Ölen sorgt für das richtige Ambiente.

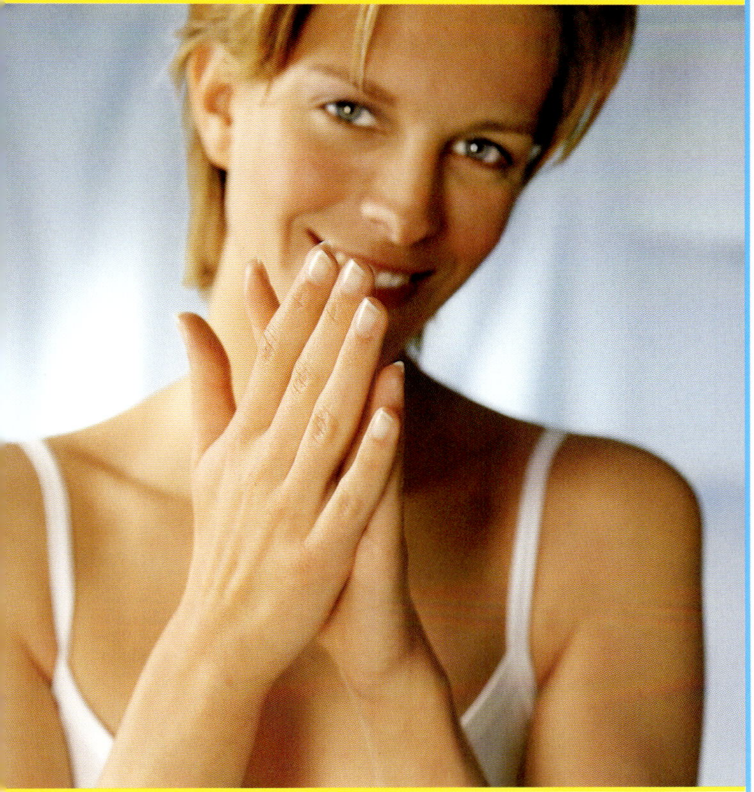

Kalte Hände reiben Sie vor der Massage kräftig aneinander, um sie aufzuwärmen.

TIPP

So wird Massage zum Relax-Erlebnis

Damit Sie sich beim Massieren optimal entspannen und Stress abbauen können, bedarf es ein paar grundlegender Vorbereitungen. Denn jede Massage ist eine besondere Art der Berührung, ein „Tanz auf der Haut", der mit der richtigen Technik und mit Fingerspitzengefühl, aber auch mit den folgenden Maßnahmen ein wunderbares Erlebnis wird.

- Sorgen Sie für einen angenehm warmen, dezent beleuchteten Raum.
- Bei leiser Entspannungsmusik lässt sich's leichter abschalten.
- Auch die Nase möchte verwöhnt werden. Für wohlriechende Düfte sorgen Räucherstäbchen und Duftlampen oder Massageöle mit entspannenden ätherischen Ölen.
- Überprüfen Sie Ihre Hände vor der Massage. Lange Fingernägel und Ringe an den Fingern können Verletzungen verursachen. Kalt sollten Ihre Hände ebenfalls nicht sein: Zum Aufwärmen 30-mal die Handflächen schnell aneinander reiben.
- Lauwarmes Öl auf der Haut ist besonders wohltuend. Erwärmen Sie deshalb eine kleine Menge Massageöl langsam im Wasserbad.

- die Durchblutung angeregt wird, so dass Schlacken, die sich im Bindegewebe, in den Venen und Lymphgefäßen angesammelt haben, schneller abtransportiert werden.

Reibungen machen harte Muskeln weich

Ein entspannter Muskel ist eine relativ weiche, elastische Gewebemasse. Man kann ihn leicht abheben und mit den Fingern kneten, ohne Schmerzen zu verursachen. Verspannungen hingegen lassen den Muskel zu einem festen, drahtseilartigen Strang werden, so dass man beim Kneten und Reiben manchmal das Gefühl hat, eher einen Knochen als einen Muskel zu massieren. Lokale Muskelhärten lassen sich oft in Form kleiner Knötchen oder Erhebungen ertasten, während das übrige Muskelgewebe relativ weich ist. An diesen Körperstellen macht sich bei Druck ein heftiger Schmerz bemerkbar – ein sicheres Zeichen für eine muskuläre Verhärtung. Während beim Streichen und Kneten solche Knötchen oder Erhebungen nicht eindeutig zu ertasten sind, hilft die Technik des Reibens, diese zielsicher ausfindig zu machen.
Nachdem die Muskeln durch Streichungen und Knetungen gut vorbereitet wurden, geht es ans intensive, spiralförmige Reiben, bei dem man vor allem eines braucht: Fingerspitzengefühl! Zentimeter für Zentimeter werden kleine Kreise oder Spiralen auf die Haut gerieben – mit der rechten Hand im Uhrzeigersinn, mit der linken im Gegenuhrzeigersinn – und dabei die Beschaffenheit des Muskelgewebes ertastet. Ist man an einer verhärteten Stelle angelangt, wird diese zunächst großzügig umrieben, um dann immer wieder zum Zentrum der Verspannung zurückzukehren. Dann wird die Stelle mit geringem, später stärkerem Druck massiert, und zwar so lange, bis sich die Verhärtung schon etwas weicher anfühlt.
Mit der Grifftechnik des Reibens – auch *Friktion* genannt – können Sie

- lokale Muskelverhärtungen leicht aufspüren und durch intensive Behandlung allmählich auflösen,
- Muskelschmerzen lindern sowie
- das Ausleiten von Schlacken unterstützen.

Spezialgriffe

Neben dem Streichen, Reiben und Kneten, die zu den wichtigsten Grifftechniken der schwedischen Massage zählen und leicht erlernbar sind, gibt es noch eine Reihe weiterer Handgriffe, die allerdings etwas Übung erfordern und deshalb besser von einem erfahrenen Masseur ausgeführt werden sollten. Zu diesen Spezialgriffen gehören die Schwingungen (Vibrationen) sowie das Hacken und Trommeln auf der Haut.
Schwingungen entstehen, indem ganze Hautstellen mit den Fingerspitzen sanft gerüttelt und wellenförmige Bewegungen erzeugt werden – Haut und Muskeln dürfen dabei aber keinesfalls gezerrt werden. Für das Hacken und Trommeln braucht man genaue Kenntnis darüber, wo und wie intensiv mit den Außenkanten der Hände gehackt oder mit den Fäusten getrommelt werden darf, sonst kann es zu unangenehmen Verkrampfungen beim Massierten kommen. Beide Grifftechniken wirken auf Körper und Psyche stark anregend: Kreislauf und Lymphsystem werden gepusht und man ist hinterher hellwach. Im Gegensatz dazu wirken die zarten Schwingungen entspannend und beruhigend.

➤ **Streichung:** Mit beiden Handflächen aufwärts streichen und dabei leichten, gleichmäßigen Druck ausüben, indem der Oberkörper leicht vorgebeugt wird. Bei tiefenwirksamen Streichungen den Oberkörper noch mehr vorbeugen, so dass mehr Druck mit den Handballen ausgeübt werden kann. Das Zurückstreichen erfolgt ganz sanft ohne Druck.

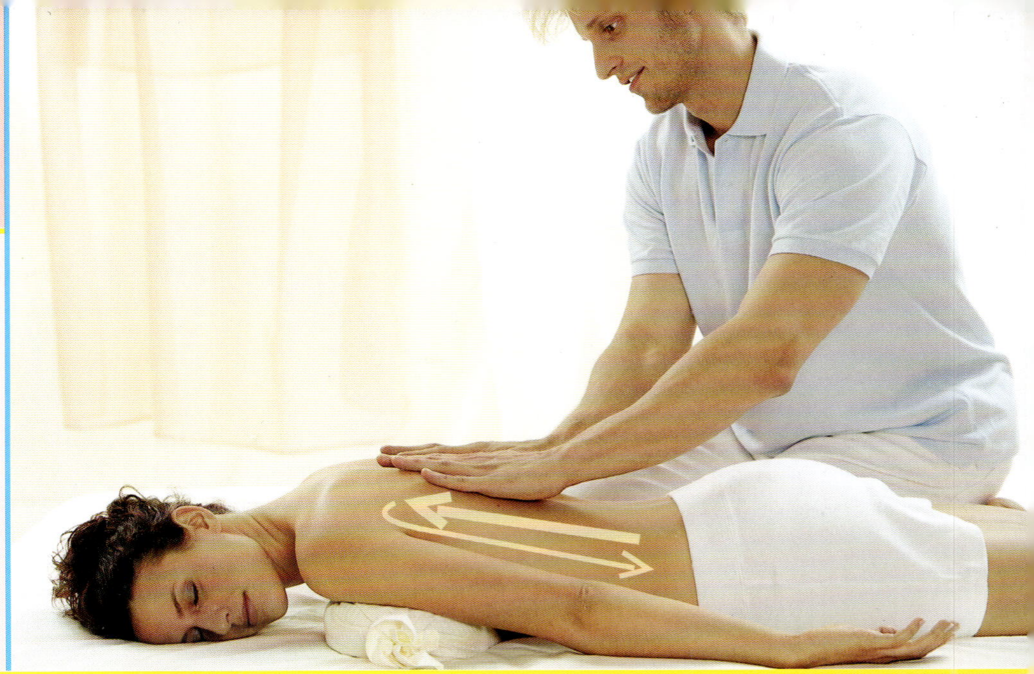

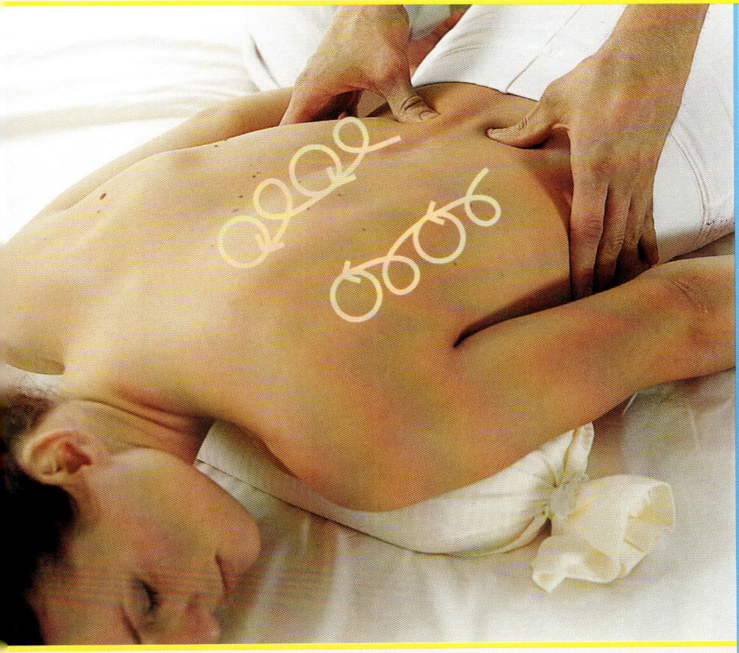

▲ **Reibung:** Beide Daumen liegen auf dem Muskel und reiben gleichzeitig kleine Kreise auf die Haut. Um vorwärts zu kommen, die Kreise öffnen und spiralförmig weiterreiben.

▼ **Knetung:** Beide Hände flach auflegen und mit den Handflächen zudrücken, dann mit Fingern und Daumen das Gewebe greifen, pressen und rollen und zur anderen Hand schieben. Gleichzeitig mit beiden Händen ausführen. Beide Hände bleiben ständig in Kontakt mit der Haut.

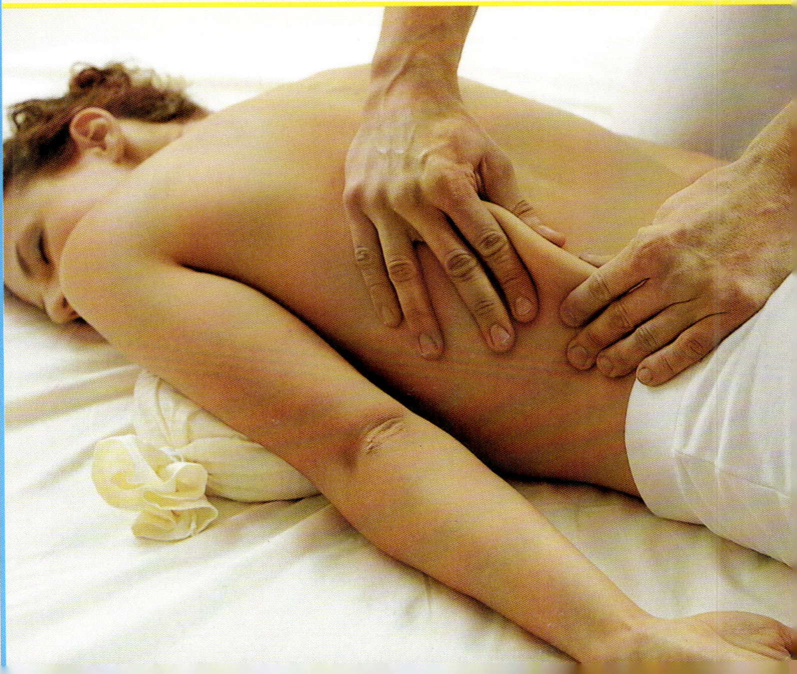

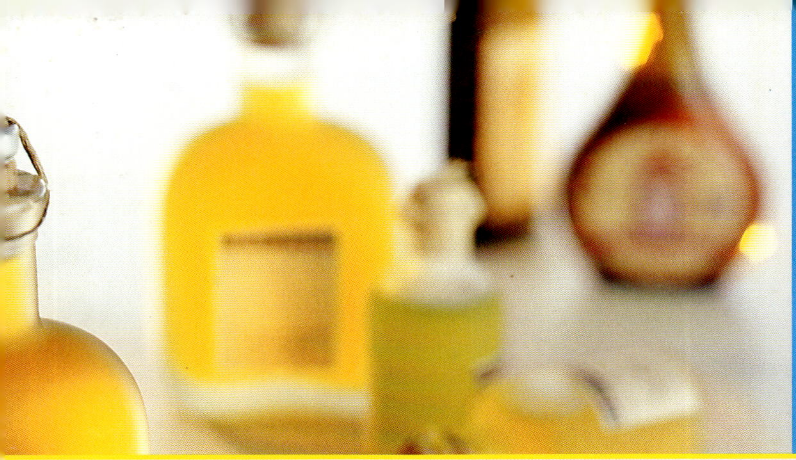

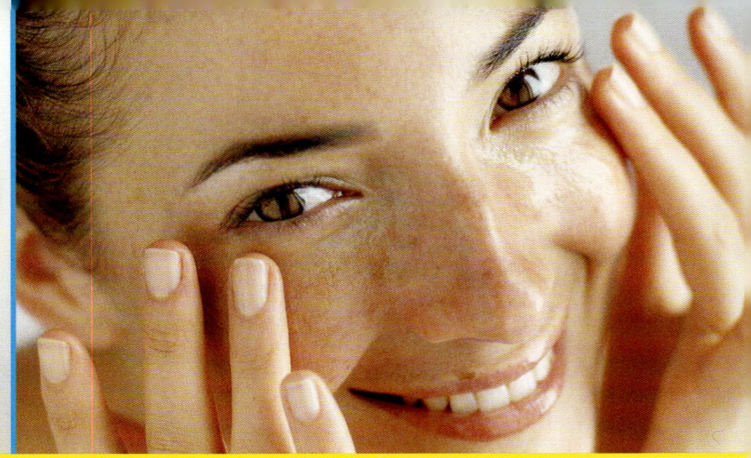

Öle auf unserer Haut

Warmes Öl schmeichelt der Haut wie Samt und Seide. Spüren Sie seine Geschmeidigkeit und lassen Sie sich von duftenden Essenzen ins Reich der Sinne entführen! Ganz gleich, ob Sie sich mit Öl pur oder mit einer Ölmixtur verwöhnen: Wohlfühleffekte und Entspannung sind garantiert.

Gleit- und Schönheitsmittel

Nicht bei jeder Massageart braucht man eine Gleithilfe. Sowohl bei der Akupressur und beim Shiatsu als auch bei der Reflexzonenmassage würden fette Öle eher stören als helfen. Dennoch ist das Einölen einzelner Körperpartien auch bei solchen Massagen ein wohltuender Abschluss. Bei der schwedischen Massage hingegen läuft nichts ohne Öl. Die Gleithilfe ist notwendig, damit die Hände geschmeidig-fließend, ohne ruckartige Bewegungen über die Haut streichen können. Vor allem bei stark behaarten Körperstellen ist ein öliges Gleitmittel sehr wichtig, um die feinen Härchen beim Massieren nicht schmerzhaft zu zerren. Zu viel des Guten ist allerdings auch nicht empfehlenswert, denn dann rutschen die Hände leicht von der Haut ab. Aber: Öl ist nicht gleich Öl. Nur ganz bestimmte schmeicheln der Haut und sind für die Massage geeignet. Chemisch behandelte oder mineralische Öle sollten Sie nicht verwenden. Empfehlenswert hingegen sind natürliche Pflanzenöle.

Durch ihre samtig-weiche Konsistenz umhüllen natürliche Pflanzenöle die Haut mit einem zarten Film, der nicht sofort einzieht. Außerdem besitzen sie pflegende Inhaltsstoffe, die die Haut zusätzlich verwöhnen.

DIE FAVORITEN: PFLANZENÖLE

Achten Sie beim Kauf auf hundertprozentig reines, kaltgepresstes Pflanzenöl. Solche Öle gibt es in Apotheken, Naturkostläden oder Reformhäusern. Sie werden von der Haut nicht nur besonders gut aufgenommen, sondern haben auch hautpflegende Eigenschaften, da sie viele Nährstoffe enthalten. Deshalb ist reines Pflanzenöl nicht nur ein hervorragendes Gleitmittel für die Hände, sondern auch ein natürliches Schönheitsmittel für

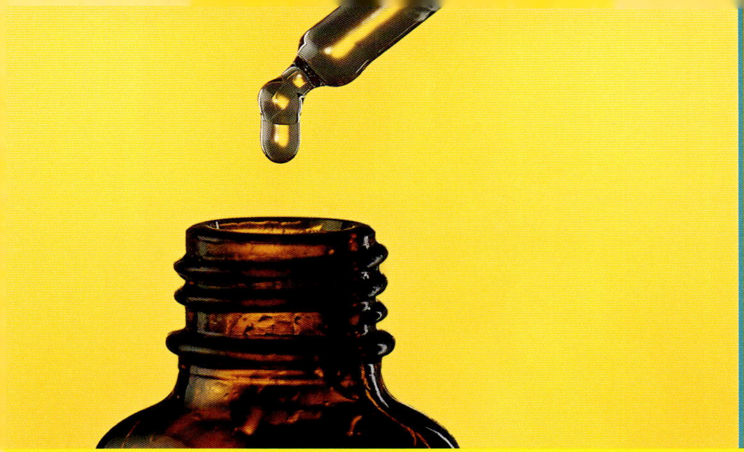

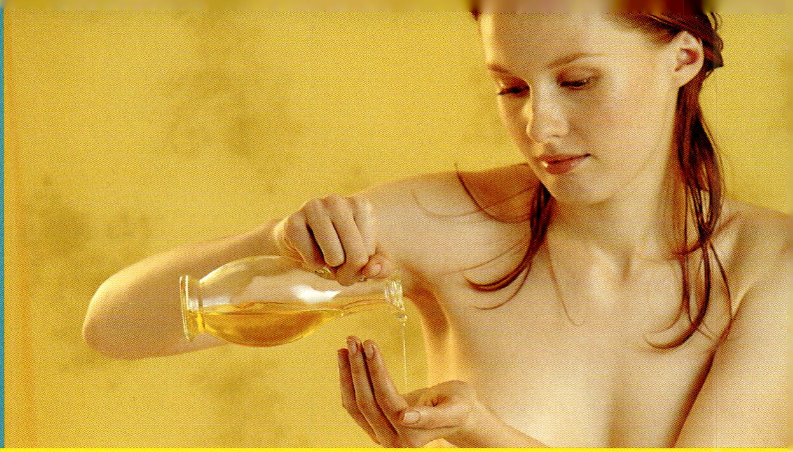

alle Hauttypen, sogar für die empfindlichste Haut. Damit das Öl seine Wirkung voll und ganz entfalten kann, sollte es leicht erwärmt aufgetragen werden.
Pflanzenöle sind Allrounder, denn sie sind auch eine ideale Basis für die Herstellung duftender Massageöle. Da sie selbst nur einen geringen Eigengeruch haben, kommen die Duftnoten der ätherischen Öle umso besser zur Entfaltung.

PFLEGESPEZIALISTEN

Die kosmetische Wirkung der Pflanzenöle ist unumstritten. Sie helfen der Haut nicht nur bei der Regeneration, sondern liefern auch wertvolle Feuchtigkeit und erhalten diese durch den Schutzfilm, den sie bilden. Dafür sorgen ungesättigte Fettsäuren, pflanzliche Weichmacher wie Lipide und Kollagene sowie Vitamine. Drei Top-Favoriten sind besonders geeignet:

➤ **Avocadoöl** macht spröde Haut streichelzart, da es ein sehr gehaltvolles, nährstoffreiches Öl ist. Es dringt gut in die Haut ein, duftet fein und ist insbesondere für trockene Haut geeignet.

➤ **Mandelöl** ist absolut mild und hautverträglich und außerdem ein ideales Basisöl, da es keinen Eigengeruch hat und den Duft der ätherischen Öle nicht überdeckt.

➤ **Jojobaöl,** das den hauteigenen Fetten (Lipiden) sehr ähnlich ist, zieht gut und rückstandslos in die Haut ein. Es wird aus den Früchten des Jojobastrauchs gewonnen, der in Mexiko und Australien wächst. Jojobaöl zählt zu den besten Hautpflegemitteln überhaupt, denn es ist reich an Vitaminen und mineralischen Wirkstoffen, spendet viel Feuchtigkeit und enthält hautglättende Wirkstoffe. Da es geruchsneutral ist, kann es gut zur Herstellung eines duftenden Massagebalsams dienen.

DUFTENDE VERFÜHRUNG

Richtig verführerisch und absolut entspannend wird es, wenn pflanzliche und ätherische Öle eine Verbindung eingehen – dann entstehen wahre Hautschmeichler und betörend duftende Relax-Verstärker. Denn die ätherischen Öle dringen mit Hilfe der Basisöle besonders gut in die Haut ein und entfalten dort ihre Tiefenwirkung. Und sie wirken doppelt, denn gleichzeitig steigt der Duft in die Nase und bringt unsere Gefühle auf Touren. Ob von Rosen, Lavendel oder anderen Blüten – die Duftmoleküle treffen in der Nase auf rund zehn Millionen Rezeptoren, die die Duftinformationen in Sekundenschnelle ins limbische System weiterleiten. Hier, in der Schaltzentrale unserer Gefühle, werden die Informationen verarbeitet: Ruhe und Entspannung, Erregung und Belebung der Sinne oder einfach gute Laune und Zufriedenheit machen sich in unserem Körper breit.
Haben Sie Lust, sich Ihr individuelles Aroma-Massageöl selbst zu mixen? Dann besorgen Sie sich einfach eine kleine Menge an Basisöl (50 Milliliter) und geben einige Tropfen ätherischen Öls hinein. Vermischen. Fertig. Meist genügt eine Duftrichtung, Sie können sich aber auch einen Duftcocktail kreieren.

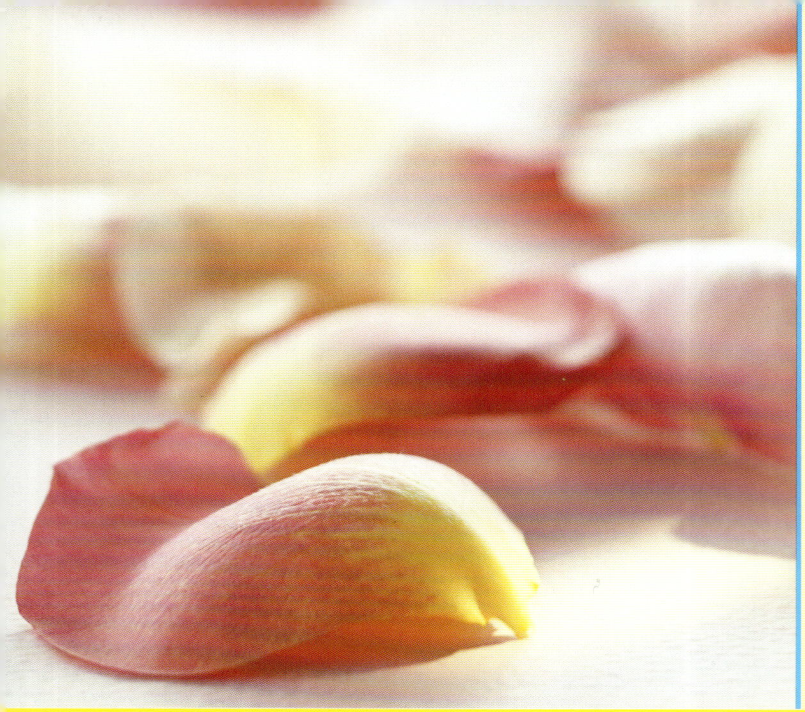

Rose

Die Königin der Blumen ist nicht nur schön anzuschauen, sondern auch ihr wunderbar betörender Duft ist königlich: Er weckt in uns Gefühle der Harmonie und Liebe. Und dies sind auch die Haupteigenschaften des überaus kostbaren und sehr teuren Rosenblütenöls: Es wirkt harmonisierend, ausgleichend und erotisierend, sorgt für gute Laune und belebt unsere Sinne. Für die Haut ist Rosenöl purer Luxus, denn es enthält Fette, Gerbstoffe, Apfel- und Bernsteinsäure. Diese glätten und verjüngen die Haut, da sie die Regeneration der Zellen anregen.

Die besten Aroma

Neroli

Das blumig, leicht nach Lilien duftende Neroliöl wird vielfach auch als Orangenblütenöl bezeichnet, da es mit Wasserdampfdestillation aus den weißen Blüten der Pomeranze (Bitterorangenbaum) gewonnen wird. Seine Relax-Wirkungen sind außerordentlich intensiv: Es macht verspannte Muskeln wieder locker und lindert nervöse Anspannung. In der Aromatherapie wird es daher als Anti-Stress-Mittel zur Behandlung von Herzklopfen und Schlaflosigkeit eingesetzt. Außerdem hat es noch einen kosmetischen Nutzen, denn es macht trockene Haut wieder geschmeidig und streichelzart.

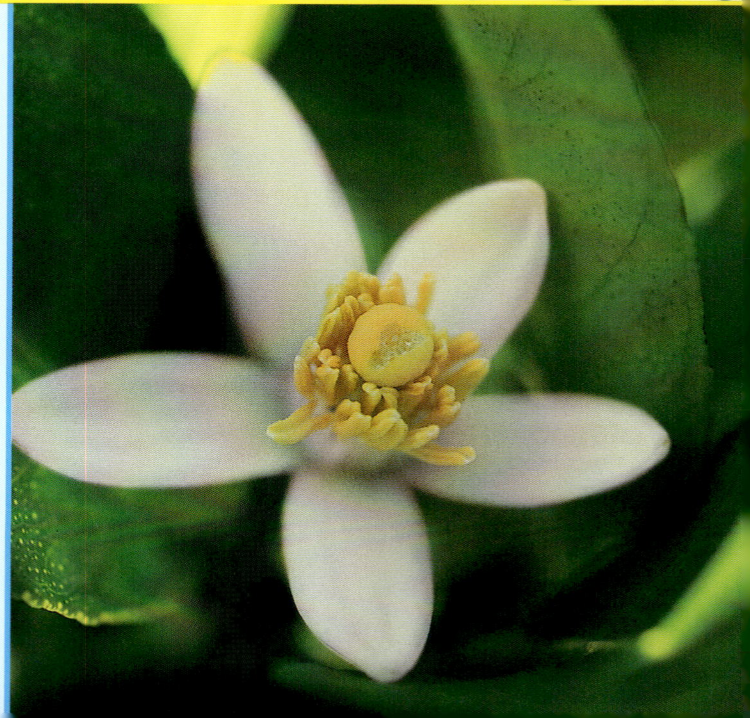

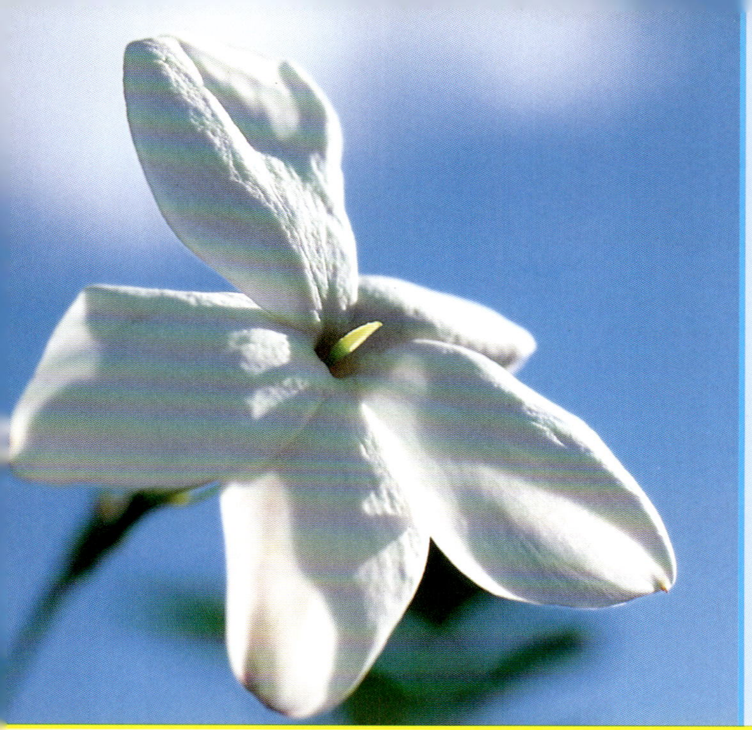

Jasmin

Jasminöl gehört zu den **kostbarsten** Ölen überhaupt. Es entfaltet seine Wirkung in vielen berühmten **Parfums.** Die kleinen, weißen Blüten der Jasminart *Jasminum grandiflorum* verströmen einen äußerst betörenden, **süßlich-balsamischen** Duft, der nicht nur gute Laune macht, entspannend und beruhigend wirkt, sondern auch **erotische** Gefühle weckt. Jasminöl ist ein wichtiges Mittel, um Sorgen, Ängste und Depressionen zum Verschwinden zu bringen. Und wegen seines so verführerischen Aromas wurde es schon von alters her als **Aphrodisiakum** hoch geschätzt.

Öle zum Entspannen

Lavendel

Der Lavendelstrauch mit seinen graugrünen Blättern und blauvioletten Blüten ist ein wahres **Multitalent** in der Aromatherapie. Denn das frisch **aromatisch** riechende Lavendelöl, gewonnen durch Wasserdampfdestillation der Blüten und Rispen, besitzt unter anderem eine für die Entspannung wichtige Eigenschaft: Es hilft, extreme seelische Zustände **auszugleichen** und das innere Gleichgewicht wieder zu finden. Lavendelöl kann sowohl **entspannend** als auch **anregend** wirken; es erfrischt, wenn Sie sich ausgepowert fühlen, und es **beruhigt** die Nerven, wenn Sie unter Hochspannung stehen.

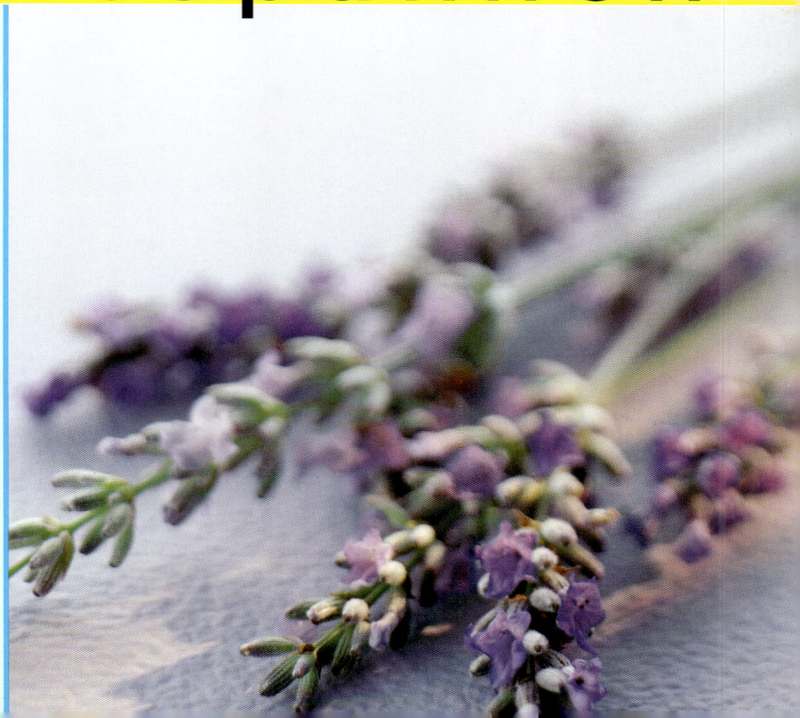

Mit Druck gegen den Druck: Akupressur und Shiatsu

Einfach und doch so wirksam: Bei der aus China stammenden Akupressur genauso wie beim japanischen Shiatsu wird mit den Fingern dem Stress ein Ende gemacht. Wer die entsprechenden Druckpunkte kennt, kann sich ganz schnell selbst helfen und wieder neue Energie tanken.

Relax-Cocktail

Man nehme die Akupunktur aus der Traditionellen Chinesischen Medizin, ersetze die Nadeln durch Finger und füge ein wenig von der alten japanischen Gesundheitslehre hinzu – heraus kommt ein äußerst effektiver Relax-Cocktail, der wahre Wunder wirkt. Sowohl Akupressur als auch Shiatsu sind Massageformen, bei denen mit sanften, aber dennoch tief gehenden Grifftechniken Druck auf bestimmte Punkte am Körper ausgeübt wird, um die Selbstheilungskräfte zu stärken und für die Balance körperlich-seelischer Prozesse zu sorgen.

ALLES IM FLUSS

Das Besondere und Gemeinsame beider Massagearten liegt in ihrer theoretischen Grundlage, die einer umfassenden Lebenslehre gleichkommt. Beide Techniken gehen davon aus, dass der Körper von Energiebahnen, den Meridianen, durchzogen ist. In ihnen fließt *Qi* (japanisch *Ki*), die lebensspendende Kraft. Kann das Qi ungehindert fließen, herrschen im Organismus Harmonie und Ausgeglichenheit. Steht man jedoch ständig unter Stress, kann die Lebensenergie nicht mehr richtig zirkulieren. Sie wird blockiert und gestaut, fließt zu schwach oder zu stark. Die Folge: Man fühlt sich unwohl, ist gereizt oder wird sogar krank. Damit es erst gar nicht so weit kommt und die Lebensenergie ungehindert fließen kann, hilft das Drücken bestimmter Punkte, die sich auf den Meridianen befinden. Denn die Meridiane verbinden die Akupressur- beziehungsweise Shiatsupunkte miteinander und stehen mit den inneren Organen in Verbindung.

Jeder Punkt hat nicht nur einen wohlklingenden Namen, wie etwa das „Tal der Ruhe“, sondern natürlich auch heilsame Wirkungen, wie die Harmonisierung aus dem Lot geratener Energieströme, die Anregung zu schwach fließender oder die Beruhigung zu schnell fließender Lebensenergie.

PLUSPUNKTE FÜR MEHR HARMONIE IM KÖRPER

Der Begriff Akupressur kommt aus dem Lateinischen: *acus* bedeutet Punkt und *pressare* heißt drücken – und so wird auch massiert: Mit den Fingerspitzen von Zeige- oder Mittelfinger oder mit dem Daumen werden bestimmte Punkte anhaltend sanft bis stärker gedrückt, ohne Bewegungen auszuführen. Um beispielsweise Schmerzen zu lindern, drückt man die entsprechenden Punkte sanft und hält diesen Druck jeweils einige Minuten lang. Eine Minute (am besten bis 60 zählen) gleichmäßiges Drücken spezieller Punkte beruhigt und entspannt zugleich das Nervensystem. Soll hingegen ein stimulierender Effekt erzielt werden, reichen schon vier bis fünf Sekunden Druckausübung.

Jeder Punkt – 365 Akupressurpunkte sind bekannt – fühlt sich beim Drücken etwas anders an: Bei manchen spürt man eine deutliche Spannung, andere schmerzen bereits beim Berühren – dies sind sichere Zeichen, dass man die richtige Stelle gefunden hat.

FREIE BAHN AUF ALLEN WEGEN

Auch bei der japanischen Massagevariante steht Beruhigung oder Anregung, also Ausgleich an erster Stelle. Dazu werden die Meridiane in ihrem gesamten Verlauf massiert, nicht nur einzelne Druckpunkte wie bei der Akupressur. Auch wenn der japanische Begriff *Shiatsu* so viel wie Fingerdruck (*shi* = Finger, *atsu* = Druck) bedeutet, kommen dabei nicht nur die Finger, sondern auch die Handflächen, Ellbogen und Unterarme zum Einsatz. Viel Übung und Feingefühl ist nötig, um den Druck an der entsprechenden Körperstelle richtig zu dosieren – überlassen Sie dies lieber einem erfahrenen Shiatsu-Therapeuten.

Was Sie problemlos selbst machen können, ist die Behandlung einzelner Punkte – *Tsubos* genannt –, die sich auf den Meridianen befinden: Mit den Daumen oder Fingerknöcheln wird sanfter bis starker Druck ausgeübt und dann wieder entlang der Energiebahnen streichend massiert. Die Tsubos selbst, aber auch die Meridiane können stark schmerzen, wenn im Organismus ein energetisches Ungleichgewicht herrscht. Etwa bei Stress. Dann wirkt eine Shiatsu-Massage wahre Wunder: Stauungen im System der Energiebahnen lösen sich auf, zu langsames Strömen des Ki wird beschleunigt, ein zu turbulentes Fließen beruhigt. So können beispielsweise Spannungskopfschmerzen gelindert und Nervosität zum Verschwinden gebracht werden.

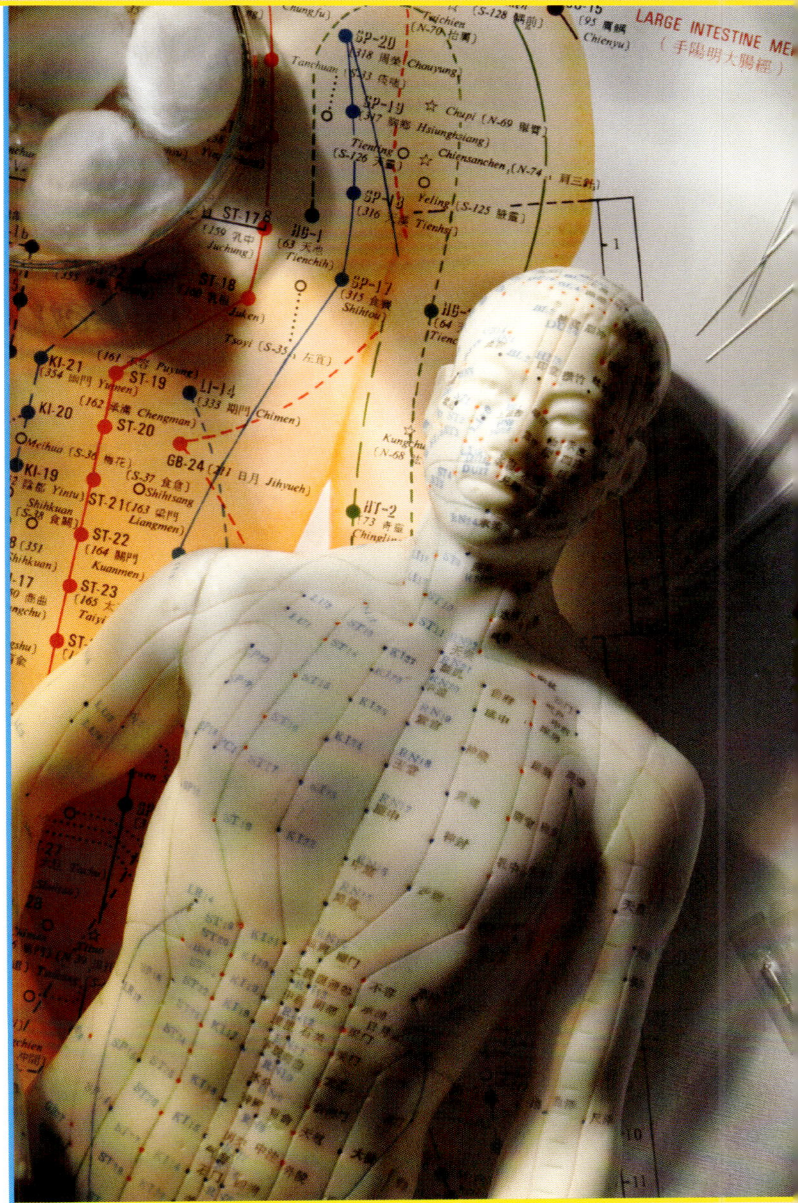

In den Meridianen strömt unsere Lebensenergie, das Qi. Wir können es durch Druck auf die Akupressurpunkte beeinflussen.

Handarbeit mit Fernwirkung: Reflexzonenmassage

In unseren Händen und Füßen sind unsichtbare Relax-Auslöser versteckt: die Reflexzonen. Sie stehen mit allen inneren Organen sowie mit dem Nervensystem in engster Verbindung und setzen beim Massieren effektvolle Entspannungsimpulse in Gang.

Das hat Hand und Fuß

Unsere Hände sind wichtige Werkzeuge und unsere Füße tragen uns im Laufe unseres Lebens dreimal um die Erde. So weit, so gut. Doch in beiden Körperteilen steckt noch mehr: Hände und Füße sind Miniaturbilder unseres Körpers. Dort läuft eine Vielzahl von Nervenenden zusammen, die aufs Engste mit den inneren Organen und dem vegetativen Nervensystem (Sympathikus und Parasympathikus) verbunden sind. Und zwar so, dass jedes Organ in unserem Körper mit einer bestimmten Stelle an Händen oder Füßen via Nervenbahnen in Kontakt steht und auf einen Reiz reagiert. Bei der Reflexzonenmassage werden diese Reize durch das Drücken, Reiben und Streichen an Händen oder Füßen ausgelöst und in Sekundenschnelle an das betreffende Organ oder Körpersystem (wie Kreislauf, Lymph- oder Nervensystem) weitergeleitet. Dort angekommen, sorgen die heilsamen Impulse für Ausgleich, indem sie beruhigend oder stimulierend wirken.

ZEIGT HER EURE FÜSSE!

Insbesondere die Fußreflexzonenmassage wird weltweit in vielen physiotherapeutischen Praxen als eigenständige Behandlung oder als wirksame Ergänzung zu einer konventionellen Massage angeboten. Und das aus gutem Grund, denn die Reflexzonen an den Fußsohlen, Fußinnen- und -außenkanten sowie am Fußrücken sind zum einen sehr gut erforscht, zum anderen ist ihre Wirkung wesentlich intensiver als die der Hände. Übrigens gibt auch der Fuß selbst wichtige Hinweise auf unsere körperliche Verfassung: In gesundem Zustand sind die Füße schmerzfrei, gut durchblutet, warm und elastisch. Sobald sie jedoch häufig kalt und in ihrer Beweglichkeit eingeschränkt sind, oder wenn sich Fußpilz, Hühneraugen, Schrunden oder durchgetretene Längs- oder Quergewölbe zeigen, kann das auf Schwächen im Körper oder sogar auf Krankheiten hinweisen – was sich auch in den entsprechenden Reflexzonen zeigt.

Da zu viel Stress und innere Anspannung auch vor unseren Füßen nicht Halt machen, helfen regelmäßige Massagen, sie nicht nur schön, sondern auch gesund zu erhalten. Und das wiederum wirkt sich äußerst positiv auf unseren Körper insgesamt aus:

- Blutkreislauf und Lymphfluss werden angekurbelt, was die Reinigungs- und Selbstheilungskräfte des Körpers unterstützt.
- Funktionelle Störungen einzelner Organe oder ganzer Organsysteme werden behoben.
- Verspannte Muskeln lockern sich und Spannungskopfschmerzen verschwinden.
- Das vegetative Nervensystem schaltet auf Normalbetrieb, so dass körperliche Stress-Symptome wie Unruhe oder Nervosität wohliger Entspannung weichen.

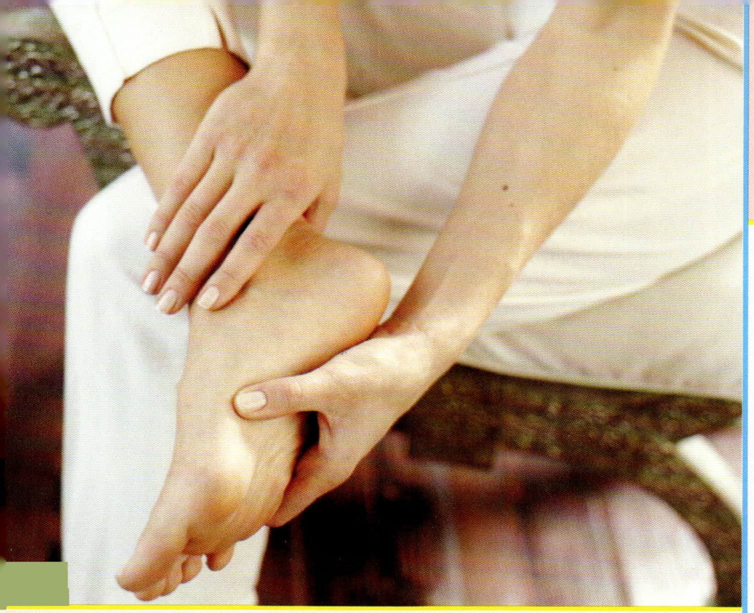

Beweisen Sie Fingerspitzengefühl beim Massieren der Reflexzonen an den Füßen.

DIE RICHTIGEN GRIFFE AN DER RICHTIGEN STELLE

Zu diesen anregenden, beruhigenden oder harmonisierenden Wirkungen kommt es, wenn die entsprechenden Hautzonen mit bestimmten Grifftechniken massiert werden: Durch sanfte Streichungen und Dehnungen werden Füße und Hände auf die Massage vorbereitet und beruhigt; mit kleinen kreisenden und spiralförmigen Reibungen, punktuellem Drücken sowie mit der „Raupengang-Technik" (Drücken, Streichen, Drücken) werden der Fuß beziehungsweise die Hand millimeterweise bearbeitet, um den Zustand der Zonen zu prüfen. Fingerspitzengefühl ist hier gefragt, denn während der Massage lassen sich oftmals nicht nur Spannungen in den Zonen ertasten, sondern auch winzige kristalline Ablagerungen im Gewebe. Diese Ablagerungen gilt es aufzulösen, was manchmal nicht ganz schmerzfrei ist. Dennoch ist man nach der Massage absolut entspannt und fühlt sich rundum wohl, und das, obwohl man „nur" an Händen oder Füßen massiert wurde.

TIPP

Beste Fußnoten

Störungen im Innenleben unseres Körpers zeigen sich in den Fußreflexzonen und im äußeren Erscheinungsbild der Füße. Doch auch umgekehrt können wir Fußprobleme und somit organische Beschwerden heraufbeschwören, wenn wir unsere Füße allzu sehr strapazieren. Mit diesen Wohlfühltipps vermeiden Sie jeden Fuß-Stress:

- Behandeln Sie Ihre Füße ebenso sorgsam wie Ihr Gesicht und gönnen Sie ihnen regelmäßig ein Peeling und ein Fußbad, eine reichhaltige Pflegecreme oder Rosenöl sowie eine Massage.
- Halten Sie Ihre Füße mit Fußgymnastik fit: Strümpfe ausziehen und Füße im Sitzen hüftbreit auf den Boden stellen. Erst anwinkeln, so dass die Fußspitzen vom Boden abheben, während die Fersen auf dem Boden bleiben. Dann strecken: Füße in den Fersen anheben, die Fußspitzen bleiben am Boden (10-mal).
  Danach die Strümpfe mit den Zehen vom Boden aufnehmen und wieder fallen lassen (auch 10-mal).
- Laufen Sie so oft wie möglich barfuß: im Sommer draußen ohne, im Winter drinnen mit Socken. Das stimuliert die Reflexzonen und die Füße atmen auf.
- Zwängen Sie Ihre Füße nicht in enge Pumps und Stiefelchen. Der gesamte Fuß sollte Freiraum haben.

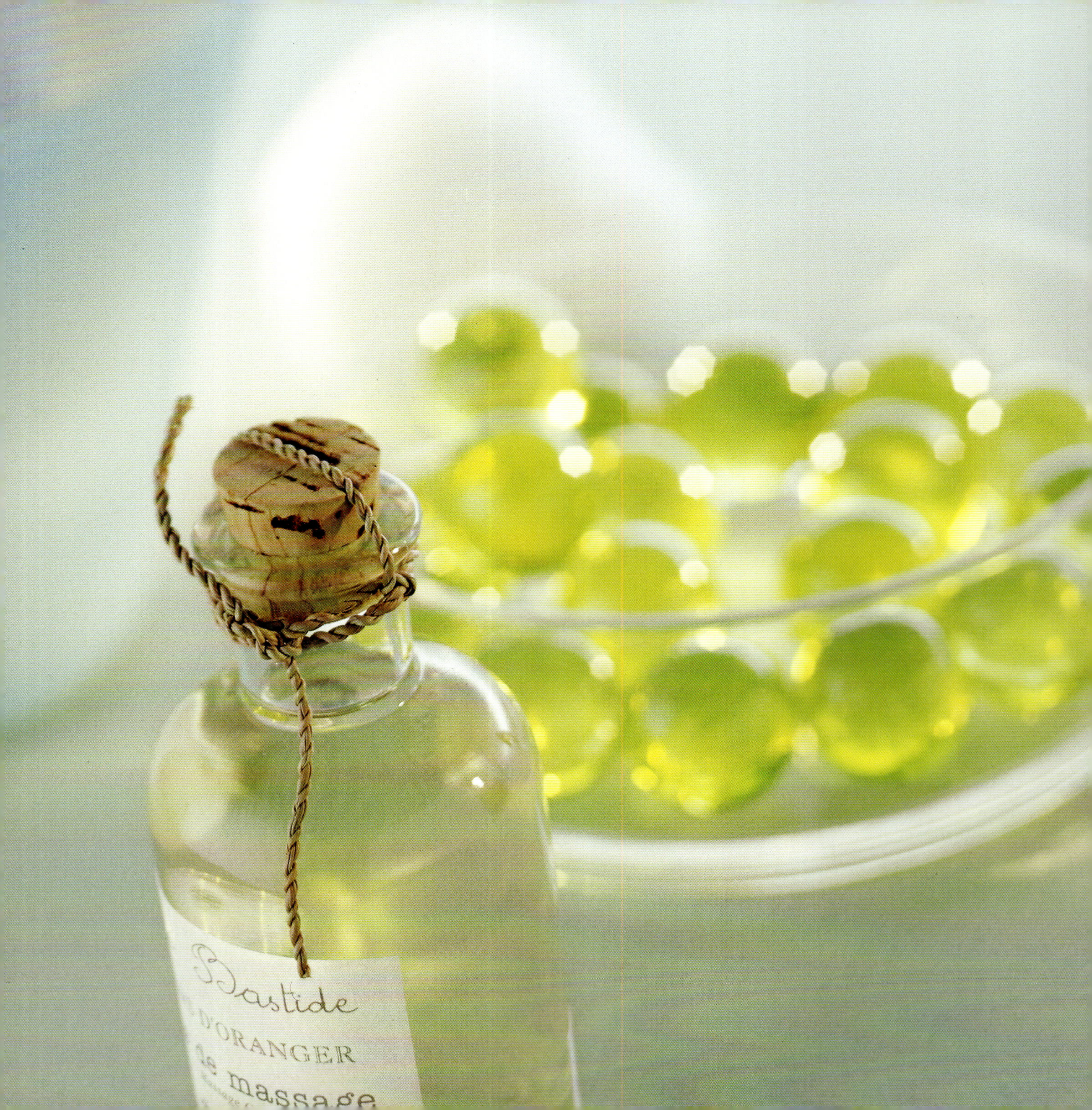
Bastide
D'ORANGER
massage

ENTSPANNT VON KOPF BIS FUSS

Gleich ob allein, mit der besten Freundin oder mit dem Partner – eine Massage ist Kurzurlaub, Schönmacher und **Wellness-Kur** zugleich. Wohlige Wärme durchströmt den Körper, der Kopf wird frei, die Gesichtszüge **glätten sich** und die Muskeln werden wieder locker. Mit ein paar Tropfen duftenden Massageöls **verwöhnen Sie** Haut und Nase zugleich. Sie werden es sehen, riechen und vor allem **spüren.**

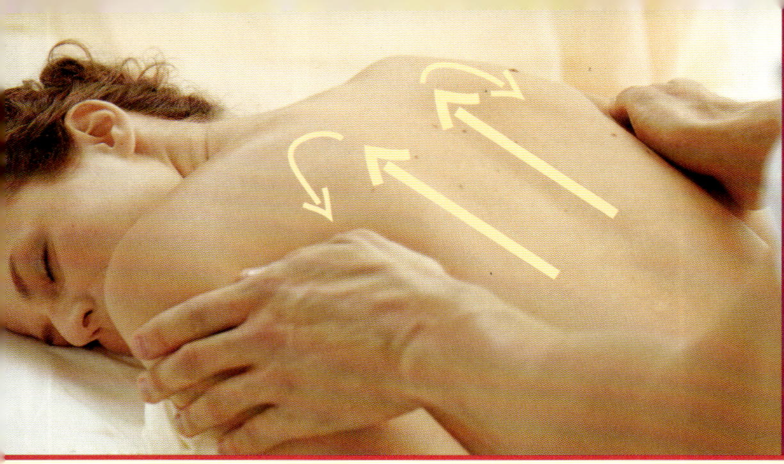

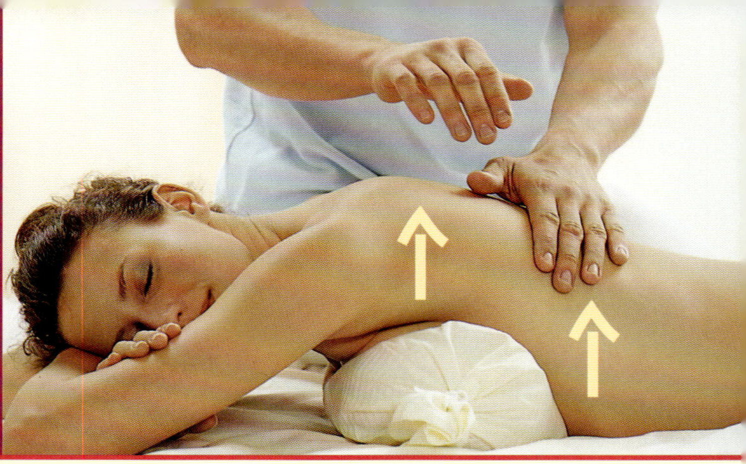

Basics

Wichtige Massageregeln

Damit Ihnen beim Massieren von Anfang an alles gelingt, sollten Sie ein paar grundsätzliche Regeln beachten. Doch keine Sorge – das Wichtigste haben Sie schon: Lust auf Berührungen! Jetzt müssen Sie nur noch wissen, wie Sie Ihre Hände an Ort und Stelle richtig in Aktion bringen.

IMMER IM RHYTHMUS MASSIEREN

Was eine wirklich gute Massage ausmacht, sind nicht nur die gekonnt ausgeführten Griffe, sondern auch ein harmonisches Fließen der Hände, deren Bewegungen den Körperkonturen folgen – geschmeidig und in einem gleichmäßigen Rhythmus. Das gibt dem Massierten das wohltuende Gefühl, sich den berührenden Händen vollkommen hingeben zu können. Denn die Nervenenden, die sich in der Haut befinden, reagieren äußerst sensibel auf jede Unregelmäßigkeit der Berührung, also auch auf ruckartige Bewegungen ohne fließende Übergänge oder auf zu schnell und hektisch ausgeführte Griffe. Dann nämlich wird ein Reiz ausgesandt, der den angestrebten Relax-Effekt ganz schnell zunichte macht, weil sich die Muskeln verspannen und der Massierte vor Schreck die Luft anhält. Probieren Sie das fließende Gleiten Ihrer Hände einfach zunächst am eigenen Körper aus, bevor Sie Ihrem Partner massierend zu Leibe rücken.

IMMER IN KONTAKT BLEIBEN

Achtung: Nicht einfach die Hände abrupt wegnehmen, wenn Sie eine Streichung oder Reibung beendet haben und die nächste ausführen wollen. Der massierte Partner wird es als äußerst angenehm und entspannend empfinden, wenn die Hände stets in Kontakt mit der Haut bleiben. Insbesondere, wenn Sie von einer Grifftechnik zur nächsten wechseln, sollten Sie eine Hand immer auf der zuletzt massierten Stelle liegen lassen, während Sie die andere auf eine noch nicht behandelte Hautpartie legen. Wollen Sie beispielsweise die Grifftechnik des Streichens beenden, lassen Sie eine Hand auf der Haut ruhen, während Sie mit der anderen Hand langsam mit dem Kneten beginnen. Nach ein paar Sekunden können Sie dann auch die passive Hand aktiv werden lassen und zu den Knetungen übergehen. Diese fließenden Übergänge sind deshalb so wichtig, damit sich der massierte Partner allmählich auf die Veränderungen im Bewegungsablauf einstellen und sich daran gewöhnen kann.

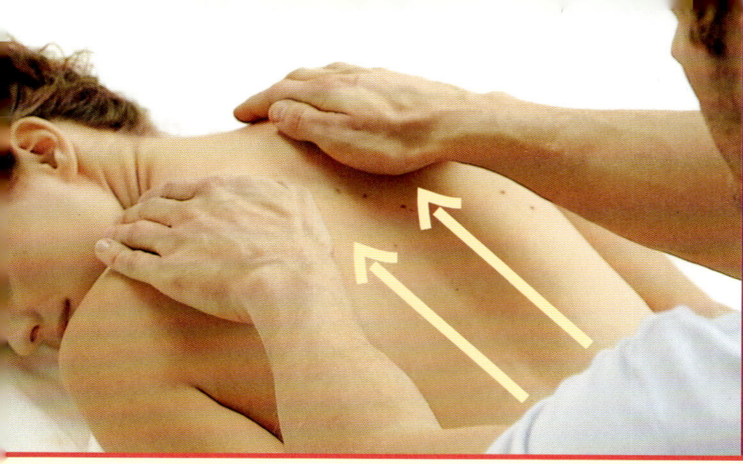

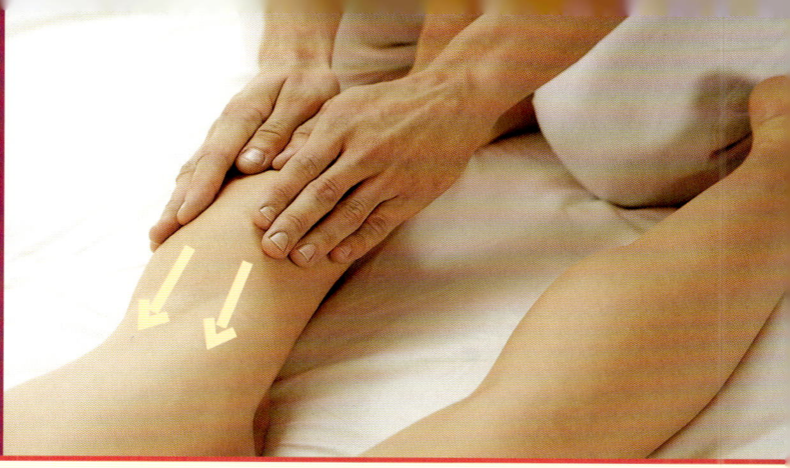

IMMER NUR DIE MUSKELN

Sie brauchen zwar keinen Anatomiekurs zu belegen, bevor Sie die Kunst des Massierens erlernen, doch sollten Sie sich die vielleicht wichtigste Massageregel vor Ihrer ersten Behandlung einprägen: Massiert werden immer nur die Muskeln, niemals die Knochen! Dies wäre für Ihren Partner äußerst unangenehm. Da die Knochen in der Regel gut sichtbar sind, streichen Sie einfach ganz leicht über sie hinweg und verstärken den Druck erst wieder, wenn Sie auf einem Muskelgebiet angelangt sind. Besonders die Wirbelsäule ist ein sehr empfindlicher Bereich, den Sie nicht massieren dürfen, lediglich die beiden Muskelstränge links und rechts davon.

IMMER ZUM HERZEN HIN

Nicht nur sportliche Aktivitäten bringen den Kreislauf und die Lymphe so richtig in Schwung, auch das passive Genießen einer ausgiebigen Ganzkörpermassage. Denn beim Massieren werden durch den Druck der Hände sowohl die Durchblutung als auch der Lymphfluss stark angeregt. Der Grund: Haut, Muskeln und andere Organe sind von einem Geflecht winziger Arterien und Venen durchzogen. Wenn Sie sich massieren oder massiert werden, setzen die Zellen in den betroffenen Regionen allein aufgrund des mechanischen Drucks der Hände verschiedene Gewebshormone frei. Diese Hormone geben das Signal an die umliegenden kleinen Blutgefäße, sich zu öffnen und das Blut fließen zu lassen. Die massierten Hautbereiche werden so mit einer Extradosis an Sauerstoff und Nährstoffen versorgt. Allerdings ist die Versorgung nur dann wirklich optimal, wenn auch die Entsorgung klappt, das heißt, wenn nicht nur mehr Blut in die massierten Bereiche einströmt, sondern auch mehr wieder abtransportiert wird. Auch dies ist bei einer Massage gewährleistet, denn der abführende Blutstrom durch die Venen wird deutlich in Fahrt gebracht. Voraussetzung ist allerdings, dass die Massage in die richtige Richtung, nämlich zum Herzen hin erfolgt. Würde man nach unten in Richtung der Füße oder Hände massieren, so ließe sich damit zwar eine Steigerung der Durchblutung erzielen, nicht aber die notwendige Abfuhr des Blutes. Auch die Lymphe, deren Bahnen größtenteils parallel zu den Blutgefäßen verlaufen, braucht die Bewegung zum Herzen hin, um die Abfallstoffe schneller entsorgen zu können.

Deshalb: Ganz gleich, mit welcher Grifftechnik Sie arbeiten oder welche Körperpartie Sie gerade behandeln, massieren Sie immer zum Herzen hin, also von außen nach innen, in der Massagefachsprache: von peripher nach zentral. Dabei dürfen Sie aufwärts (= herzwärts) mit stärkerem Druck und abwärts (= nach peripher) nur mit leichtem Druck massieren. Beispiel: Wenn Sie die Beine Ihres Partners massieren, dann streichen, kneten oder reiben Sie mit stärkerem Druck vom Fußgelenk aufwärts in Richtung Hüfte. Um wieder zum Ausgangspunkt – also nach unten – zu kommen, lassen Sie Ihre Hände lediglich federleicht in Richtung Füße zurückgleiten.

Schritt für Schritt: Massage zu zweit

Kennen Sie das Geheimnis einer perfekten Partnermassage? Viel Wohlfühlatmosphäre, ein angenehmer Duftcocktail und eine Portion Einfühlungsvermögen. Auch wenn Sie noch nie jemanden massiert haben – mit der richtigen Grifftechnik geht es ganz leicht!

Entlastung für den Rücken

Wer sich viel aufbürdet, braucht sich über Rückenschmerzen nicht zu wundern. Auch stundenlanges Sitzen vor dem Computer behagt dem Rücken nicht. Er reagiert auf körperlichen (und übrigens auch seelischen) Stress häufig mit starken Verspannungen und Schmerzen. Verwöhnen Sie ihn deshalb von Zeit zu Zeit mit einer wohltuenden Knetkur!

DIE VORBEREITUNG

Machen Sie die Rückenmassage zu einem angenehmen Relax-Erlebnis und treffen Sie dazu ein paar Vorbereitungen:

➤ Suchen Sie sich einen bequemen Massageplatz. Egal, wo Sie massieren, auf dem Boden, im Bett, auf einer Liege – Hauptsache ist: Sowohl Sie als auch Ihr Partner fühlen sich wohl dabei.

➤ Für die Massage des Rückens dreht sich Ihr Partner auf den Bauch, die Arme liegen seitlich am Körper.

➤ Legen Sie kleine Polster oder Kissen unter die Fußknöchel, den oberen Brustbereich sowie unter die Stirn.

➤ Beine und Po werden mit einem Handtuch zugedeckt.

➤ So werden die Rückenmuskeln schön warm: Legen Sie ein angewärmtes Handtuch auf den Rücken und packen eine Wärmflasche oder ein Heizkissen darauf. Anschließend den ganzen Körper mit einer weichen Decke einhüllen.

➤ In der Zwischenzeit legen Sie schöne Entspannungsmusik auf, erwärmen das Massageöl und Ihre Hände.

STREICHELEINHEITEN

Jetzt geht's los: Stellen, setzen oder knien Sie sich seitlich neben Ihren Partner (im Knien ein Kissen unterlegen!). Dann nehmen Sie Wärmflasche oder Heizkissen herunter, verreiben einen Esslöffel Massageöl in Ihren Händen und …

SO WIRD'S GEMACHT

➤ Legen Sie beide Handflächen sanft auf den unteren Bereich des Rückens links und rechts neben der Wirbelsäule. Beugen Sie Ihren Oberkörper leicht nach vorne, um mehr Druck auf Ihre Hände zu bringen. Nun streichen Sie mit beiden Händen langsam und mit gleich bleibendem Druck nach oben in Richtung Nacken. Dort angekommen, ziehen Sie Ihre Hände etwas auseinander, streichen über die Schultern und lassen sie dann sanft seitlich an den Körperkonturen abwärtsgleiten.

➤ Nun führen Sie mit einer gleitenden Bewegung beide Hände zurück zur Ausgangsposition links und rechts neben der Wirbelsäule. Streichen Sie so lange auf- und abwärts, bis Sie das Öl auf dem Rücken gleichmäßig verteilt haben, mindestens 10-mal.

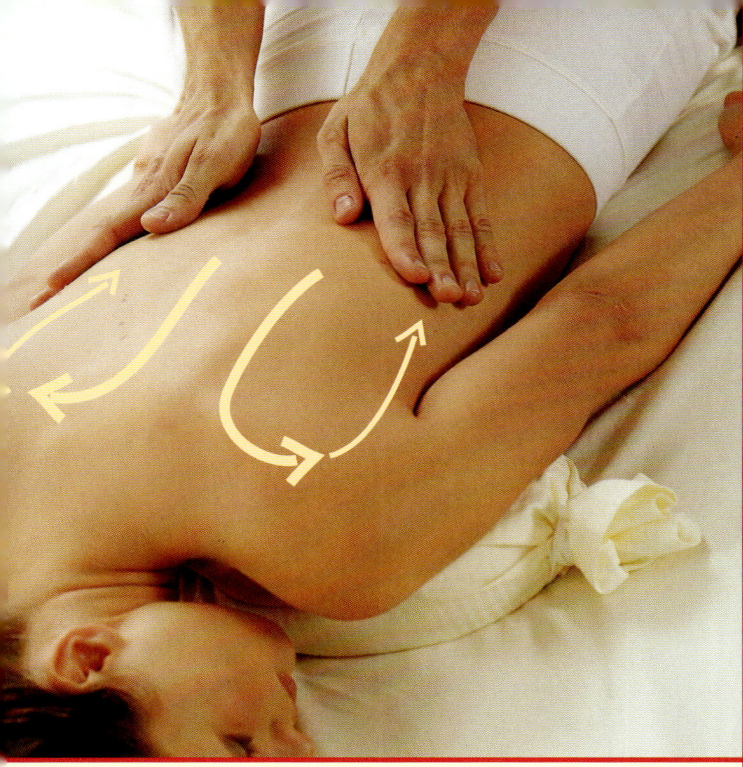

Führen Sie beim Streichen beide Hände mit konstantem Druck in Richtung Nacken und gleiten Sie dann sanft abwärts.

REZEPT

Massageöl mit Gute-Laune-Wirkung

➤ Sie brauchen:

10 Tropfen Neroliöl

50 ml Avocadoöl

➤ Das ätherische Öl in das Basisöl träufeln, die Flasche verschließen und gut durchschütteln.

KREISEN

Ebenso wie das Streichen sorgt auch das Kreisen für Entspannung. Lassen Sie die Auf- und Abwärtsstreichungen fließend in kreisende Bewegungen übergehen.

SO WIRD'S GEMACHT

➤ Ihre Hände befinden sich in der Ausgangsposition auf dem unteren Bereich des Rückens. Streichen Sie nun mit beiden Händen gleichzeitig mit etwas Druck große Kreise auf die Haut. Um nach oben in Richtung Schultern zu kommen, öffnen Sie die Kreise und streichen spiralförmig weiter, dann wieder kreisend. An den Schultern angekommen, lassen Sie Ihre Hände ohne Druck zurück nach unten gleiten.

➤ Nun kreisen Sie abwechselnd, das heißt zunächst nur mit der rechten Hand (die linke rutscht nach), dann mit der linken Hand (die rechte rutscht nach). Das abwechselnde Kreisen können Sie 10-mal wiederholen.

➤ Abschließend massieren Sie nochmals mit beiden Händen gleichzeitig.

KNETKUR

Nach den sanften Streicheleinheiten folgt nun die intensivere Grifftechnik des Knetens. Beginnen Sie die Knetkur sanft, um Ihren Partner einzustimmen. Danach steigern Sie allmählich den Druck und greifen beherzter zu.

SO WIRD'S GEMACHT

➤ Beide Hände befinden sich auf der rechten Körperseite am Hüftbereich. Fassen Sie eine größere Hautpartie und kneten Sie

INFO

Massage-Tabus

Da Massage auf unseren Körper eine sehr intensive Wirkung hat, sollte man weder sich selbst noch seinen Partner massieren bei

- akuten Entzündungen wie beispielsweise Nieren-, Venen-, Knochen- oder Gelenkentzündungen
- Verletzungen von Sehnen, Bändern und Muskeln
- Bandscheibenvorfall
- Risikoschwangerschaft
- Osteoporose oder Gelenktuberkulose
- Erkrankungen des Gefäßsystems wie Thrombosen
- krankhaften Erweiterungen von Blutgefäßen (Aneurysma) und starken Krampfadern
- Infektionskrankheiten und Fieber
- Krebs und Herzkrankheiten
- Erfrierungen und Verbrennungen

Ausschließlich in die Hände eines professionellen Therapeuten gehört die Behandlung von

- Ischias und Rheuma
- Hals-, Brust- und Lendenwirbelsyndrom
- neurologischen Erkrankungen wie Lähmungen
- Folgeerscheinungen nach Verletzungen und Operationen am Bewegungsapparat
- Herzleiden und Bluthochdruck

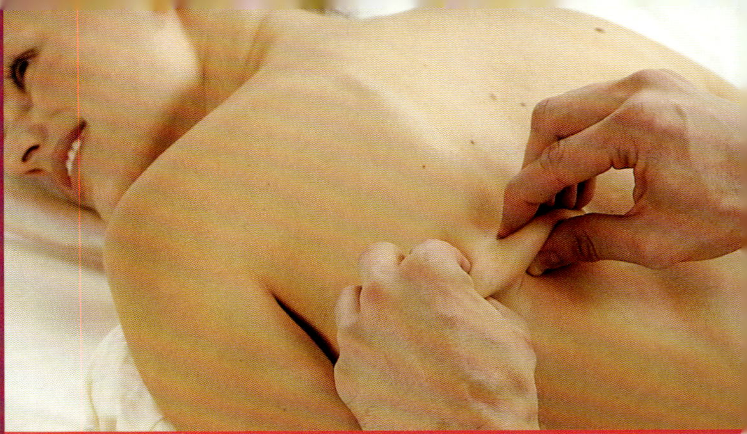

Bearbeiten Sie bei der Knetung den lang gestreckten Rückenmuskel kräftig mit den Fingerspitzen.

diese wie Kuchenteig in Ihren Händen: Pressen, drücken und rollen Sie das fleischige Muskelgewebe immer wieder mit den Fingerspitzen und Handflächen. Danach rutschen Sie etwas höher und kneten die gesamte rechte Körperhälfte so lange weiter, bis Sie an der Schulter angekommen sind.

➤ Von dort lassen Sie Ihre Hände sanft zurückgleiten und kneten nun die linke Rückenpartie (3-mal pro Seite).

➤ Anschließend kneten Sie beide Körperseiten gleichzeitig von der Taille aufwärts zu den Schultern hin kräftig durch.

➤ Führen Sie Ihre Hände wieder zum unteren Rückenrand. Von dort ausgehend kneten Sie nun mit den Fingerspitzen beider Hände ausschließlich den lang gestreckten Rückenmuskel, der sich links und rechts der Wirbelsäule befindet. Beginnen Sie mit dem Kneten auf der rechten Seite und arbeiten Sie sich langsam bis zum Ansatz des Nackens vor. Dann lassen Sie die Hände sanft zurückgleiten, um nun auch den linken Muskelstrang seitlich der Wirbelsäule mit Ihren Fingerspitzen zu kneten (pro Seite 3-mal).

➤ Beenden Sie die Knetkur mit einer tiefenwirksamen Streichung, um das Muskelgebiet zu beruhigen: Vom unteren Rücken streichen Sie mit den Handballen nach oben zu den Schultern. Von dort lassen Sie Ihre Hände wieder locker nach unten gleiten, um nochmals mit kräftigem Druck nach oben zu streichen (3-mal wiederholen).

REIBUNGEN

Bei dieser Grifftechnik ist Ihr Fingerspitzengefühl gefragt, denn sobald Sie mit Ihren Daumen eine harte Stelle im Muskelgewebe aufspüren, lässt die Reaktion Ihres Partners – ein plötzliches Zusammenzucken oder lautstarkes „Au!" – nicht lange auf sich warten. Verringern Sie den Druck ein wenig und massieren Sie dieses Gebiet vorsichtig weiter.

SO WIRD'S GEMACHT

➤ Nach der tiefenwirksamen Streichung befinden sich Ihre Hände wieder am unteren Rückenrand.

➤ Legen Sie beide Daumen links und rechts der Wirbelsäule auf die Haut. Bringen Sie durch leichtes Vorbeugen des Oberkörpers etwas Druck auf Ihre Daumen, und reiben Sie mit beiden Daumen gleichzeitig kleine Kreise auf die Haut. Arbeiten Sie sich durch spiralförmiges Kreisen in Richtung Schultern vor. Am Nackenansatz angekommen, lassen Sie Ihre Hände sanft abwärts gleiten (3-mal wiederholen).

➤ Nun massieren Sie zunächst das rechte, dann das linke Muskelgebiet seitlich der Wirbelsäule. Legen Sie dazu eine Hand immer auf die noch zu massierende Stelle (ohne sich jedoch darauf abzustützen!), während Sie mit dem Daumen der anderen Hand kleine Spiralen auf die Haut reiben. Erforschen Sie dabei jeden Zentimeter Muskelgewebe und spüren Sie nach, ob sich noch kleine Muskelhärten ertasten lassen. Diesen schenken Sie besondere Aufmerksamkeit in Form kleiner, tiefer Reibungen. Wenn Sie am Nackenansatz angekommen sind, lassen Sie Ihre Hände wieder zurück nach unten gleiten (3-mal wiederholen). Danach zur anderen Seite des Rückens wechseln und ebenso vorgehen.

➤ Beenden Sie die Rückenmassage mit Streicheleinheiten, zunächst mit drei tiefenwirksamen, danach mit drei sanften.

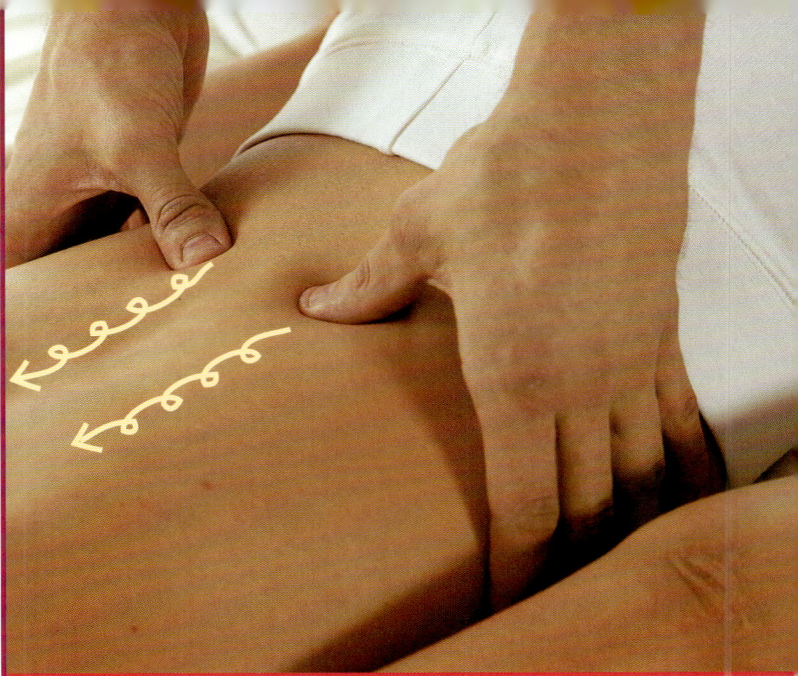

Ausgangsstellung bei der Reibung: Die Daumen beschreiben mit etwas Druck kleine Kreise auf der Haut.

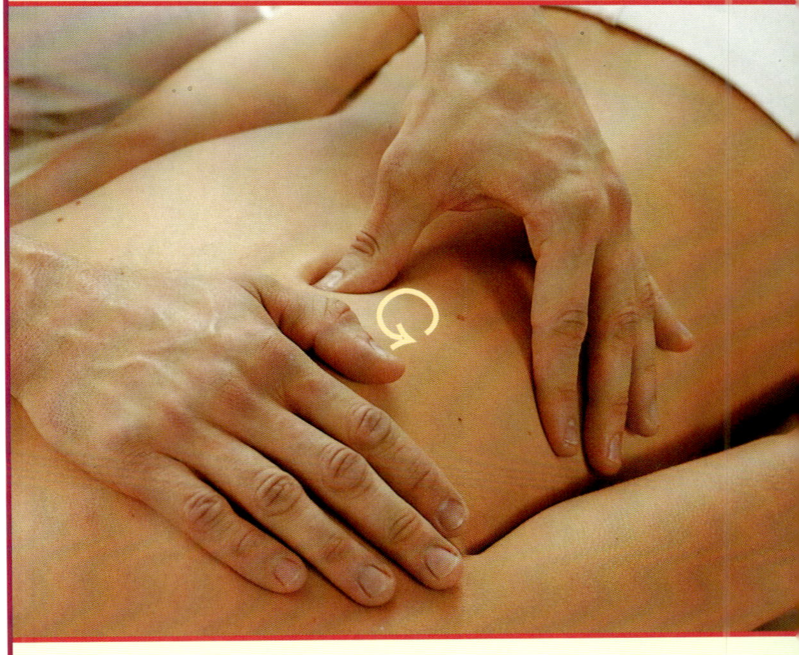

Bei der Reibung der Muskelgebiete neben der Wirbelsäule liegt eine Hand immer auf der noch zu massierenden Stelle.

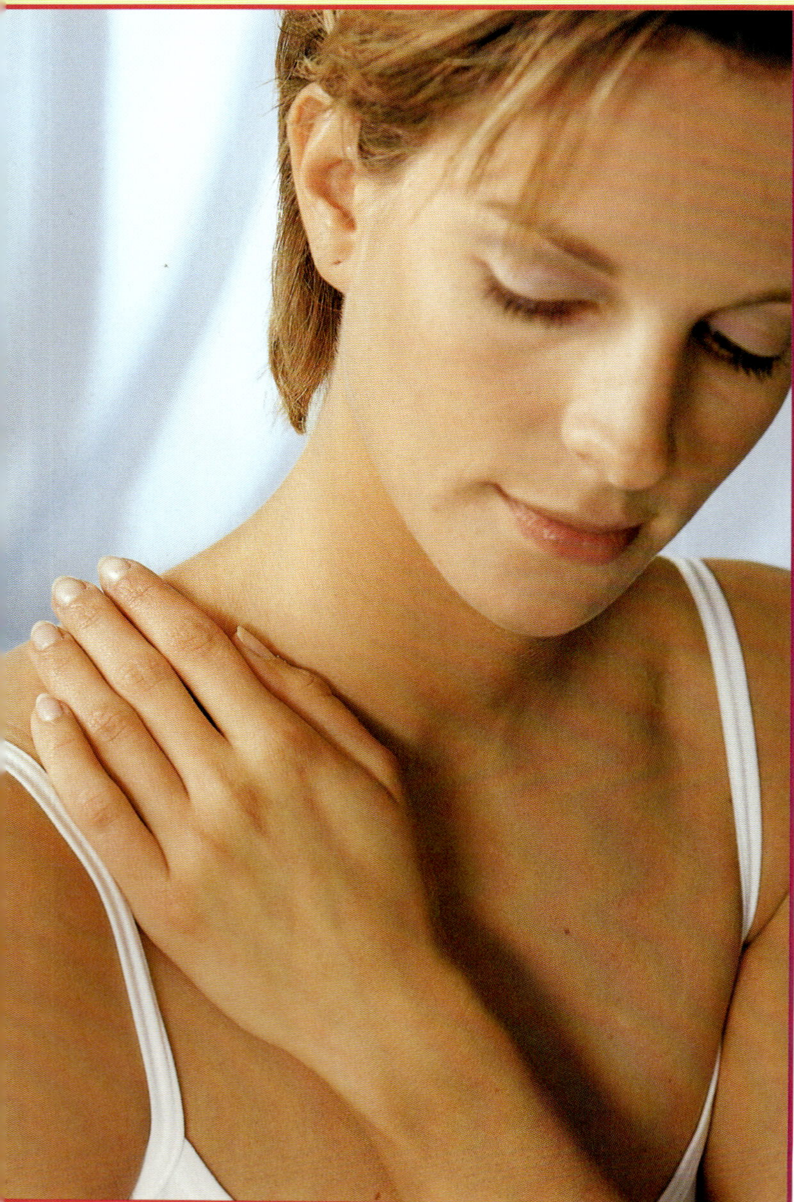

Lastet starker Druck auf Ihren Schultern? Eine Massage von Nacken- und Schulterbereich richtet Sie wieder auf!

Entspannung für Nacken und Schultern

Zu viel Verantwortung und Druck, aber auch Ängste und Ärger – all dies sitzt hart im Nacken und liegt als Last auf den Schultern. Deshalb sollten Sie diesen Bereichen gerade in stürmischen Zeiten liebevolle Streicheleinheiten gönnen, um schmerzhafte Verspannungen oder Kopfschmerzen, die oft als Folgeerscheinung auftreten, zu vermeiden oder zu lindern.

DIE VORBEREITUNG

Nacken und Schultern lassen sich am besten im Sitzen massieren, aber auch im Liegen.

➤ Ihr Partner kann sich rittlings auf einen Stuhl setzen, wobei ein Kissen auf der Rückenlehne als Ablage für die Arme dient. Entspannender ist es für ihn aber im Liegen.

➤ Sie stehen hinter Ihrem Partner beziehungsweise sitzen oder knien seitlich.

➤ Verwenden Sie einen Teelöffel warmes Massageöl.

STREICHELEINHEITEN

Auch hier nehmen Sie zuerst wieder mit sanften Streichungen Hautkontakt auf und verteilen zugleich das Massageöl.

SO WIRD'S GEMACHT

➤ Legen Sie Ihre Hände links und rechts der Wirbelsäule in Höhe der Schulterblätter auf. Beugen Sie sich leicht vor, um etwas Druck auf Ihre Handflächen zu bringen, und streichen Sie nach oben zum Nacken hin.

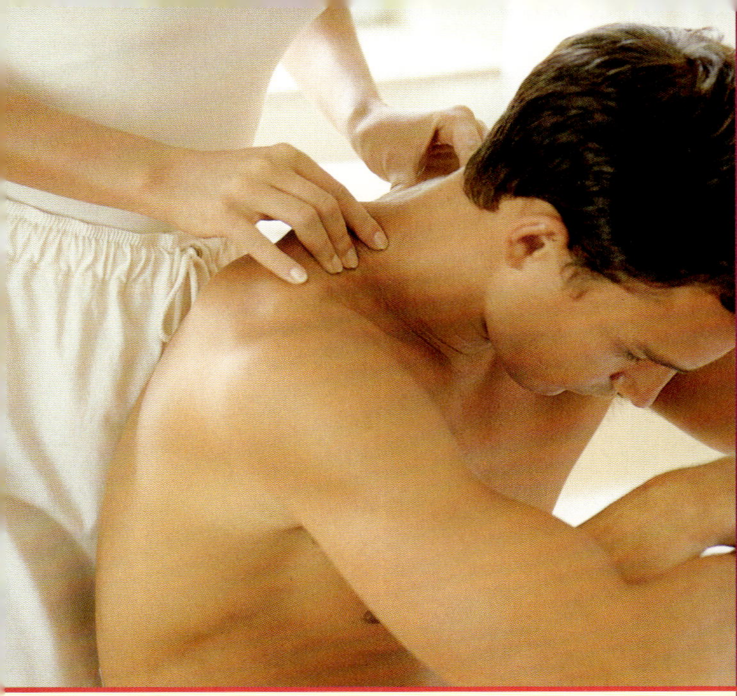

Der Partner sollte bei der Schultermassage zunächst entscheiden, ob sie ihm im Liegen oder Sitzen angenehmer ist.

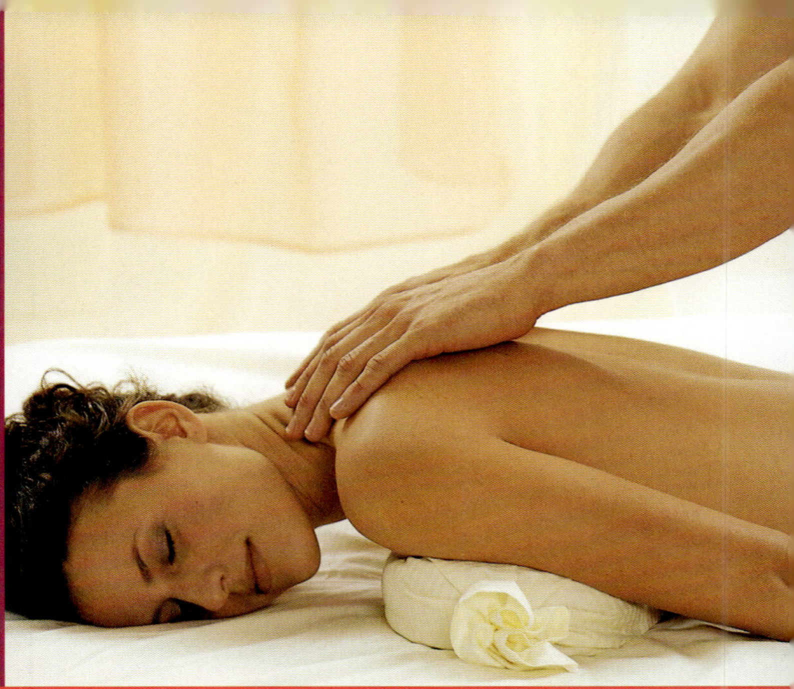

Beginnen Sie das Programm mit sanften Streichungen. Massagerichtung: von den Schulterblättern in Richtung Nacken.

➤ Dann führen Sie Ihre Hände etwas seitlich auseinander, so dass Sie über beide Schultern und Oberarme streichen können.
➤ Von dort gleiten Ihre Hände mit sanftem Schwung unterhalb der Schulterblätter entlang zurück zur Ausgangsposition (6-mal wiederholen).

KNETKUR

Das anschließende Kneten der Schultermuskeln kann sehr schmerzhaft sein. Beweisen Sie daher viel Fingerspitzengefühl, denn Ihr Partner soll sich schließlich ent- und nicht verspannen.

SO WIRD'S GEMACHT

➤ Kneten Sie zunächst etwa eine Minute lang das fleischige Muskelgewebe auf beiden Schultern gleichzeitig. Danach beruhigen Sie das massierte Gebiet mit sanften Streichungen (3-mal wiederholen).
➤ Anschließend kneten Sie mit beiden Händen zunächst die rechte, dann die linke Schulter, wobei Sie sich langsam vom Muskelbereich am Oberarm, der unmittelbar an das Schultergelenk anschließt (Deltamuskel), bis zum Haaransatz vorarbeiten. Dort angelangt, streichen Sie kräftig mit den Fingerspitzen wieder zurück zum Oberarm.
Mit diesen Grifffolgen massieren Sie jede Schulter insgesamt mindestens 3-mal.
➤ Zum Schluss kneten Sie nochmals beide Schultern gleichzeitig eine Weile und beenden die Massage mit beruhigenden Streichungen (3-mal).

REIBUNGEN

Gehen Sie bei dieser Grifftechnik sehr behutsam vor. Hält Ihr Partner vor Schmerz die Luft an, streichen Sie beruhigend über das Gebiet und fordern ihn oder sie auf, tief durchzuatmen.

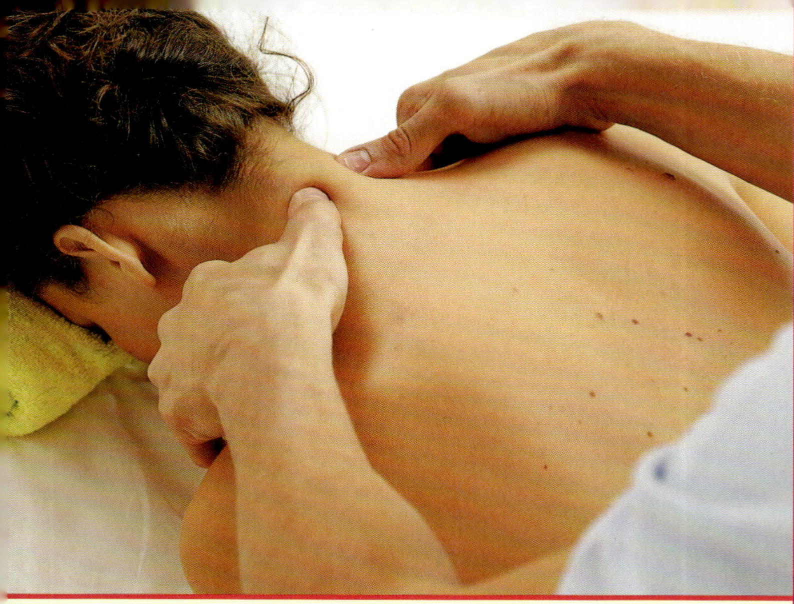

Bei den Reibungen massieren die Daumen von den Schulterblättern bis zum Haaransatz kleine Kreise auf die Haut.

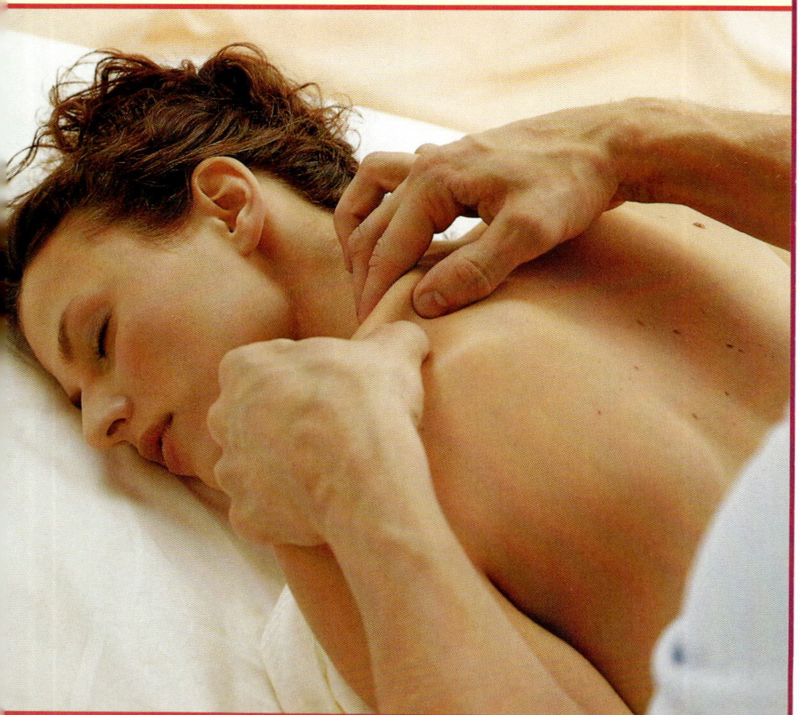

Das Kneten des Schulterbereichs lockert und wirkt herrlich entspannend.

SO WIRD'S GEMACHT

➤ Legen Sie beide Daumen zwischen die Schulterblätter und reiben Sie mit etwas Druck kleine Kreise auf die Haut. Reiben Sie langsam nach oben bis zum Haaransatz, indem Sie abwechselnd in Spiralen und auf der Stelle kreisen.

➤ Am Haaransatz legen Sie Ihre Daumen flach auf, üben etwas Druck aus und kreisen ein wenig. Dann nehmen Sie den Druck weg, ziehen die Daumen etwas auseinander und kreisen wieder mit Druck. Mit dieser Grifftechnik massieren Sie nun den äußerst empfindlichen Übergang vom Nacken zum Kopf langsam in Querrichtung bis zu den Ohren hin. Massieren Sie diesen Bereich besonders vorsichtig, denn dort befinden sich oft starke Verspannungen, die Ihrem Partner entsprechend heftige Schmerzen bereiten.

➤ Anschließend gleiten Sie mit den Daumen wieder zurück zur Ausgangsposition zwischen den Schulterblättern. Von dort aus starten Sie nochmals mit den beschriebenen Grifffolgen (insgesamt 3-mal wiederholen).

➤ Zum Schluss beruhigen Sie das behandelte Gebiet mit sanften Streicheleinheiten (6-mal wiederholen).

NACKEN-RELAX

Das entspannt selbst den strapaziertesten Nacken: eine kleine Bewegungsübung nach der Massage, bei der die Nackenmuskeln durch langsame Drehbewegungen optimal gedehnt werden. Aber Vorsicht: Der massierte Partner muss völlig passiv bleiben. Und das ist gar nicht so einfach, wie es sich anhört. Denn gerade im Nackenbereich fällt es uns besonders schwer, einfach loszulassen und abzuwarten, was mit uns geschieht. Tun Sie's einfach, denn die Wirkung dieser Übung ist sensationell: Versteifungen und Verkrampfungen lösen sich, der Nacken wird wieder beweglicher und schmerzt nicht mehr.

SO WIRD'S GEMACHT

➤ Ihr Partner liegt bequem und warm zugedeckt auf dem Rücken. Sie benötigen ein Handtuch, das Sie ausgebreitet unter seinen Kopf legen. Je nachdem, welche Position angenehmer für Sie ist, stehen oder knien Sie am Kopfende.
➤ Beugen Sie sich nach vorne und fassen Sie mit jeder Hand ein Handtuchende. Heben Sie das Handtuch vorsichtig ein wenig an, so dass der Kopf Ihres Partners nicht mehr auf der Unterlage, sondern im Handtuch liegt.
➤ Bitten Sie Ihren Partner, sich völlig zu entspannen, ruhig zu atmen und selbst gar nichts zu machen.
➤ Ziehen Sie nun langsam an der rechten Seite des Handtuchs – der Kopf wird sich zur linken Seite hin drehen. Machen Sie minimale Bewegungen und spüren Sie, ob Ihr Partner beim Drehen mithilft. Wenn ja, halten Sie mit dem Ziehen inne, warten ein paar Sekunden und ziehen dann wieder ein wenig weiter. Optimal ist es, wenn Sie den Kopf ganz zur Seite drehen können, ohne dass der Partner eigene Bewegungen macht. Da der Bewegungsspielraum durch die verspannten Muskeln aber oftmals eingeschränkt ist, sollten Sie besonders behutsam vorgehen. Drehen Sie den Kopf nur so weit, wie es für Ihren Partner angenehm ist.
➤ Danach bringen Sie den Kopf langsam wieder in die Ausgangsposition, also in Mittellage, indem Sie vorsichtig am linken Ende des Handtuchs ziehen.
➤ Warten Sie ein paar Sekunden und ziehen Sie dann weiter, so dass sich der Kopf nach rechts bewegt.
➤ Anschließend bringen Sie den Kopf wieder in Mittellage. Wiederholen Sie die ganze Übung insgesamt 3-mal.

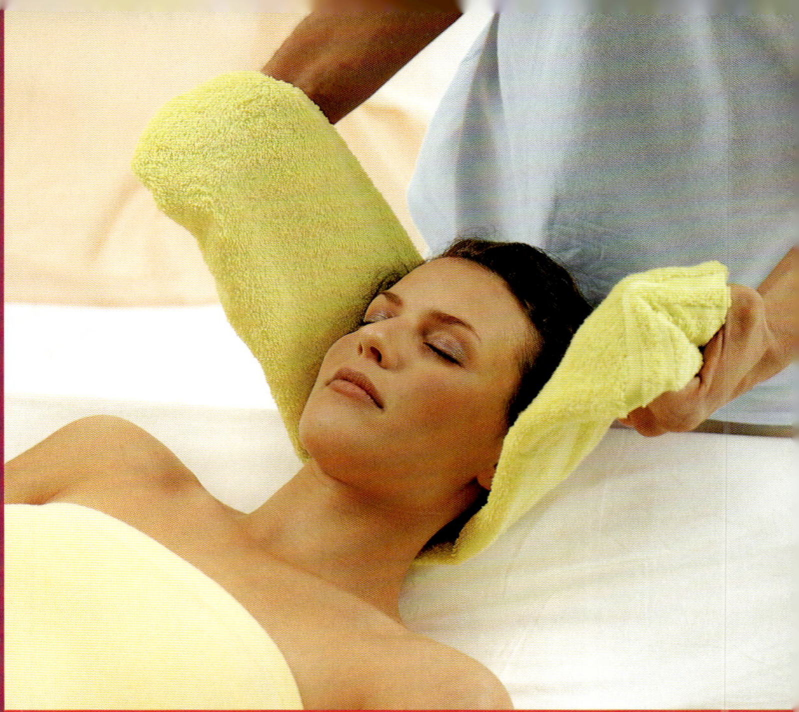

Minimaler Aufwand, maximale Wirkung: Beim Nacken-Relax werden die Muskeln gedehnt und Verspannungen gelöst.

REZEPT

Massageöl gegen Kopfschmerzen

➤ Sie brauchen:

1 Esslöffel Mandelöl

2 Tropfen Pfefferminzöl

➤ Mischen Sie das Pfefferminzöl mit dem Mandelöl und reiben Sie damit Schultern, Nacken und den Schläfenbereich ein.

➤ Bei Spannungskopfschmerzen, die durch versteifte Nacken- und Schultermuskeln hervorgerufen werden, kann das ätherische Öl der Pfefferminze ebenso wirksam wie ein herkömmliches Schmerzmittel sein.

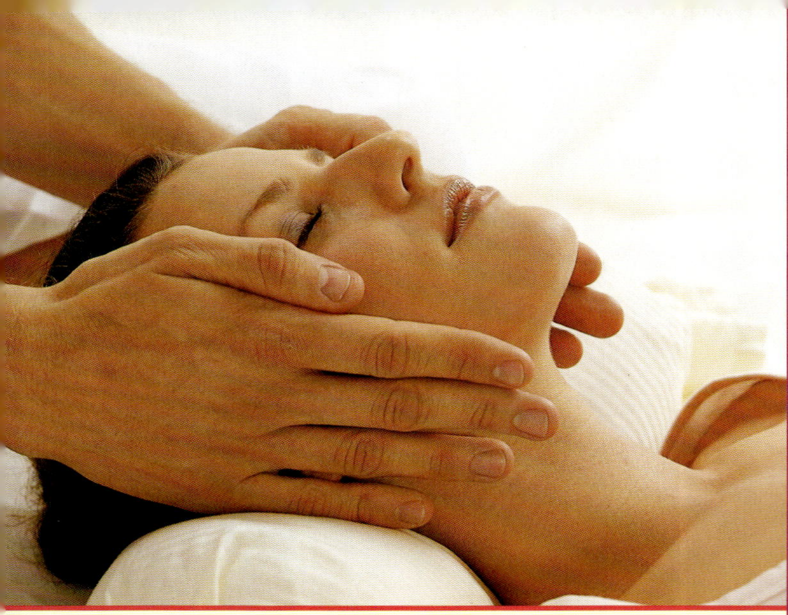

Eine Gesichtsmassage ist Genuss pur für alle Stressgeplagten. Nehmen Sie zu Beginn ganz vorsichtig Kontakt auf.

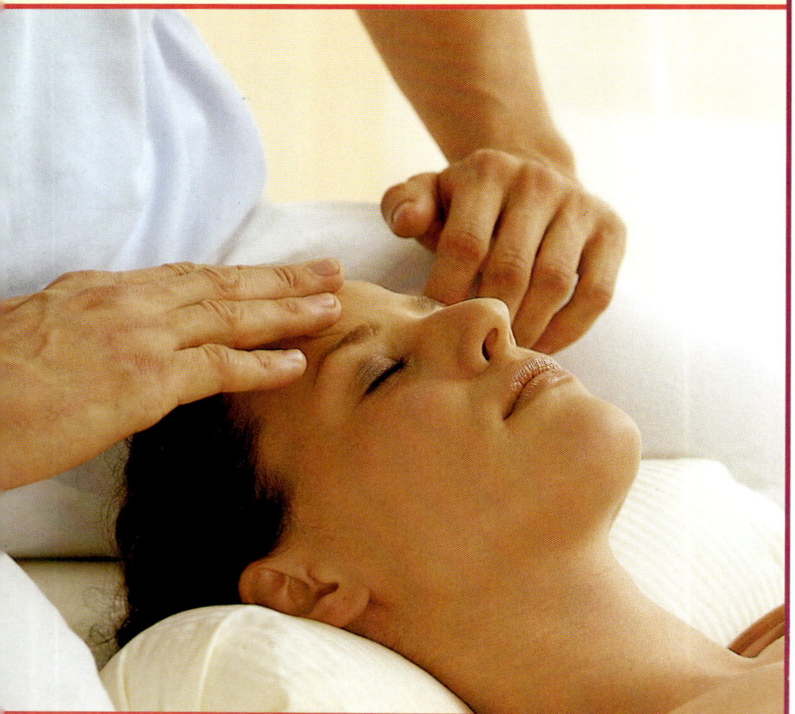

Streichungen: Eine Hand ruht an der Schläfe, während die andere von der Mitte nach außen über die Stirn geführt wird.

Zarter Genuss für Gesicht und Kopf

Eine Gesichts- und Kopfmassage wirkt herrlich entspannend, denn die feinen Muskeln unter der Gesichts- und Kopfhaut reagieren äußerst sensibel auf die zarten Berührungen.

DIE VORBEREITUNG

➤ Für die Gesichtsmassage liegt Ihr Partner auf dem Rücken, während Sie am Kopfende stehen, sitzen oder knien.
➤ Ein Kissen unter den Kniekehlen sorgt für eine entspannte Lage, eine Decke hält den Körper angenehm warm.
➤ Verreiben Sie einen Teelöffel warmes Massageöl in Ihren Handflächen.

STREICHELEINHEITEN

Das Gesicht ist ein sehr empfindlicher Körperteil, weshalb Sie behutsam Kontakt aufnehmen sollten.

SO WIRD'S GEMACHT

➤ Umfassen Sie das Gesicht an Kinn und Wangen mit Ihren Händen. Lassen Sie Ihre Hände ein paar Sekunden einfach ruhen, damit sich Ihr Partner an die Berührung gewöhnt.
➤ Nun streichen Sie mit sanftem Druck beider Hände gleichzeitig nach oben zum Haaransatz hin. Während die eine Hand dort verweilt, streichen Sie mit der anderen abermals vom Kinn nach oben. Danach führen Sie diese Streichbewegung mit der anderen Hand aus. Streichen Sie langsam und gleichmäßig immer abwechselnd (mindestens 10-mal pro Hand).

➤ Jetzt legen Sie eine Hand quer auf die Stirn und streichen mit sanftem Druck nach außen zur Schläfe hin. Sobald Ihre Fingerspitzen an der Schläfe angekommen sind, legen Sie die andere Hand auf die Stirn und streichen mit dieser sanft nach außen zur anderen Schläfe. So streichen Sie mehrmals abwechselnd über die Stirn (10-mal pro Hand).
➤ Abschließend umfassen Sie mit beiden Händen das Gesicht und lassen die Hände kurz ruhen.

REIBUNGEN

Auch beim Reiben sollten Sie ganz sanft massieren, damit das feine Muskelgeflecht des Gesichts optimal entspannen kann.

SO WIRD'S GEMACHT

➤ Mit den Fingerspitzen beider Hände reiben Sie mindestens 15 bis 20 kleine Kreise auf die Wangen.
➤ Führen Sie dann kleine spiralförmige Bewegungen aus, bis Sie an den Schläfen angekommen sind.
➤ Dort reiben Sie wieder 20 Kreise auf die Haut.
➤ Danach führen Sie Ihre Finger in Spiralen zur Stirn hin und reiben auch dort mindestens 20 Kreise auf die Haut.
➤ Nun lassen Sie Ihre Fingerspitzen sanft nach unten zum Kinn gleiten und beginnen dort ebenfalls mit sanft kreisenden Reibungen (Grifffolge 3-mal wiederholen).
➤ Danach lassen Sie Ihre Fingerspitzen über die Stirn zum Haaransatz gleiten und massieren die gesamte Kopfhaut mit kräftigen, kreisenden Bewegungen wie beim Haarewaschen.
➤ Zum Schluss legen Sie Ihre Fingerspitzen wieder auf die Stirn und streichen aufwärts zum Haaransatz. Fassen Sie jeweils eine Strähne, ziehen (leicht!) daran und lassen wieder los. Bearbeiten Sie das ganze Haar auf diese Weise.

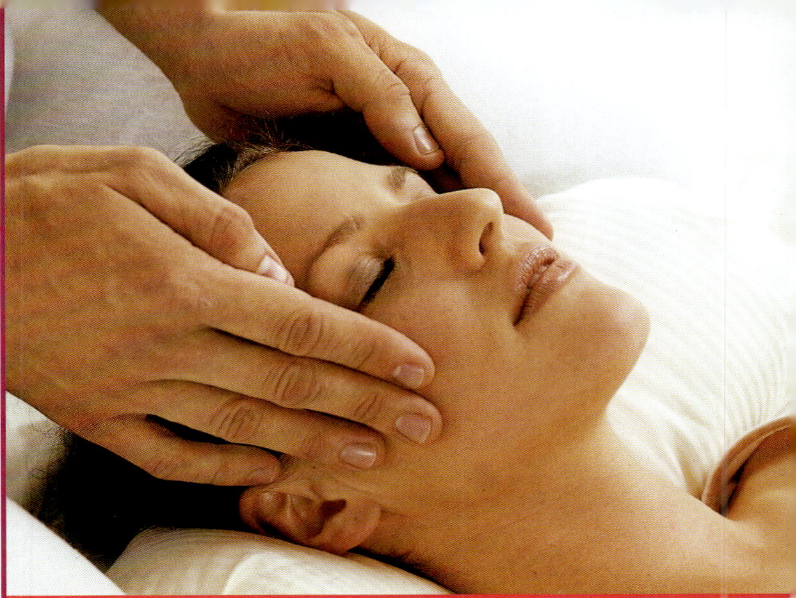

Reibungen: Massieren Sie mit den Fingerspitzen behutsam kleine Kreise auf die Wangen.

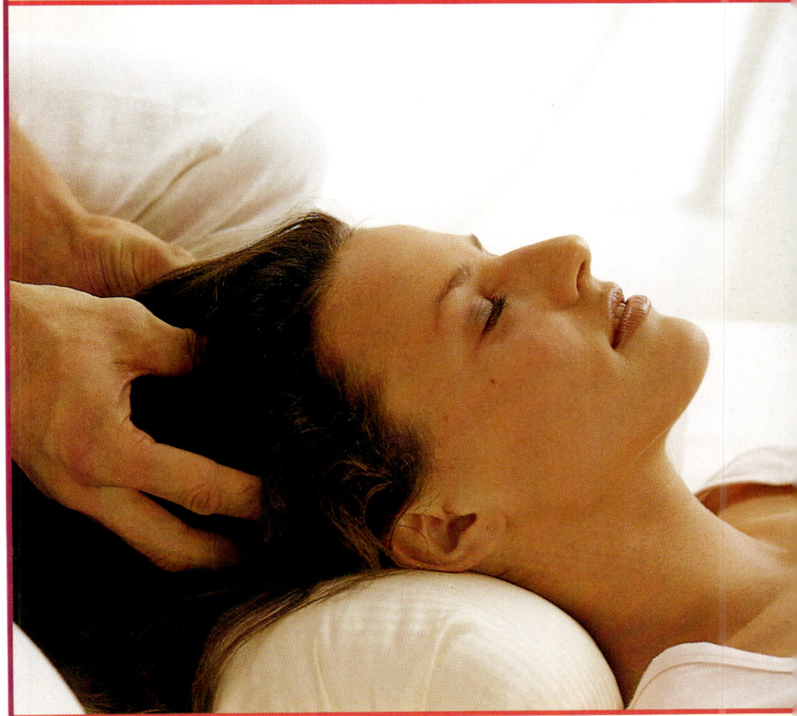

Beim „Haarewaschen" wird die gesamte Kopfhaut mit allen zehn Fingern kräftig gerieben.

Neue Frische für Beine und Füße

Wer den ganzen Tag auf den Beinen ist oder aber vorwiegend am Schreibtisch oder oft im Flugzeug sitzt, hat abends meistens schwere, geschwollene Beine und schmerzende Füße. Kein Wunder, denn unsere Fortbewegungsmittel leisten täglich Schwerstarbeit. Sie müssen nicht nur unser gesamtes Körpergewicht tragen, sondern oftmals auch stundenlang tatenlos verharren. Gerade in diesem Fall wirkt eine Bein- und Fußmassage wahre Wunder, denn sie entstaut und macht müde Beine und Füße wieder munter.

BEINMASSAGE: DIE VORBEREITUNG

Damit sich strapazierte Beine und Füße wieder erholen können, sollten Sie bei dieser Massage das Rosmarin-Massageöl (siehe Seite 53) verwenden. Bei stark behaarten Beinen brauchen Sie etwa einen Esslöffel Massageöl pro Bein.

➤ Ihr Partner liegt auf dem Bauch, der Kopf ist zur Seite gedreht und die Hände befinden sich seitlich am Körper.

➤ Der Oberkörper wird mit einer Decke warm gehalten.

➤ Sie stehen, sitzen oder knien seitlich in Höhe der Fußgelenke Ihres Partners.

STREICHELEINHEITEN

Da Sie nicht beide Beine gleichzeitig massieren können, beginnen Sie zunächst mit dem rechten und wechseln danach zum linken Bein.

SO WIRD'S GEMACHT

➤ Legen Sie beide Hände in Höhe des Fußgelenks versetzt übereinander auf die Beinrückseite. Streichen Sie nun mit sanftem Druck und gleichmäßiger Bewegung das Bein aufwärts bis hinauf zum Po.

➤ Dort angekommen, ziehen Sie Ihre Hände auseinander, so dass Sie sie an der Beininnen- beziehungsweise Beinaußenseite zurück nach unten zum Fußgelenk hin gleiten lassen können.

➤ Dann legen Sie die Hände wieder versetzt übereinander auf und streichen nun mit etwas mehr Druck nach oben (6-mal wiederholen).

KNETKUR

Beim anschließenden Kneten dürfen Sie ruhig beherzt zupacken, da die Muskeln an Waden und Oberschenkeln sehr kräftig sind.

SO WIRD'S GEMACHT

➤ Kneten Sie den Wadenmuskel mit den Fingerspitzen zunächst sanft, dann fester von unten nach oben zur Kniekehle hin durch.

➤ Die Kniekehle selbst dürfen Sie nicht massieren, gleiten Sie darüber hinweg und fahren Sie mit den Knetungen am Oberschenkel fort. Dort können Sie einen relativ großen Muskelbereich zwischen Ihre Hände nehmen und diesen kräftig nach oben zum Gesäß hin bearbeiten.

➤ Wenn Sie oben am Gesäß angekommen sind, lassen Sie Ihre Hände wieder seitlich zurückgleiten und kneten das Bein erneut von der Wade aufwärts (2-mal).

➤ Zur Beruhigung führen Sie am behandelten Bein noch ein paar Streichungen aus (3-mal wiederholen).

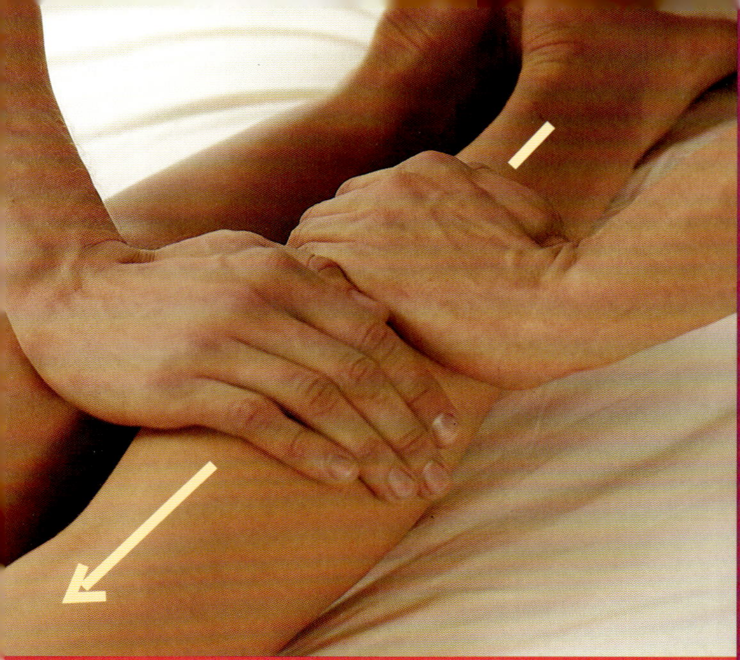

Die korrekte Handstellung ist wichtig: Legen Sie beim Streichen der Beine die Hände versetzt übereinander.

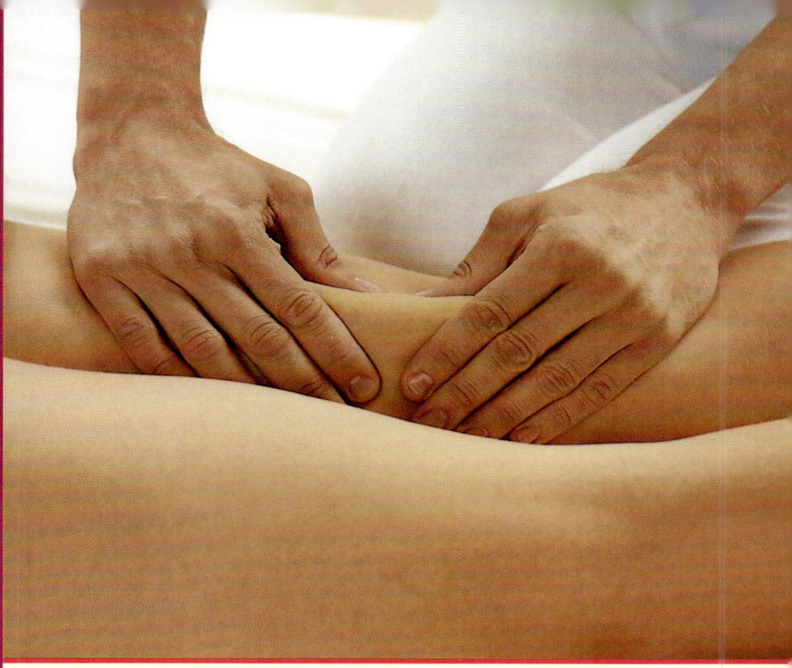

Greifen Sie bei der Knetung von Waden und Oberschenkeln beherzt zu. Über die Kniekehle gleiten die Hände sanft hinweg.

REIBUNGEN

Gehen Sie beim nun folgenden Reiben sehr sorgfältig und langsam vor, um die Durchblutung anzuregen und einen entstauenden Effekt zu erzielen.

SO WIRD'S GEMACHT

➤ Umfassen Sie mit beiden Händen den rechten Fuß am Gelenk und legen Sie Ihre Daumen auf die Wadenmuskulatur. Mit etwas Druck reiben Sie nun kleine Spiralen in Aufwärtsrichtung auf die Haut.

➤ Über den Bereich der Kniekehle lassen Sie Ihre Daumen einfach sanft hinweggleiten und fahren erst wieder am fleischigen Oberschenkel mit den Aufwärtsreibungen fort.

➤ Am Rand des Pos angekommen, legen Sie Ihre Handflächen auf die Haut und lassen beide Hände links und rechts am Bein zurück nach unten gleiten (3-mal wiederholen).

➤ Beenden Sie die Massage mit beruhigenden Streichungen und wechseln Sie dann zum linken Bein.

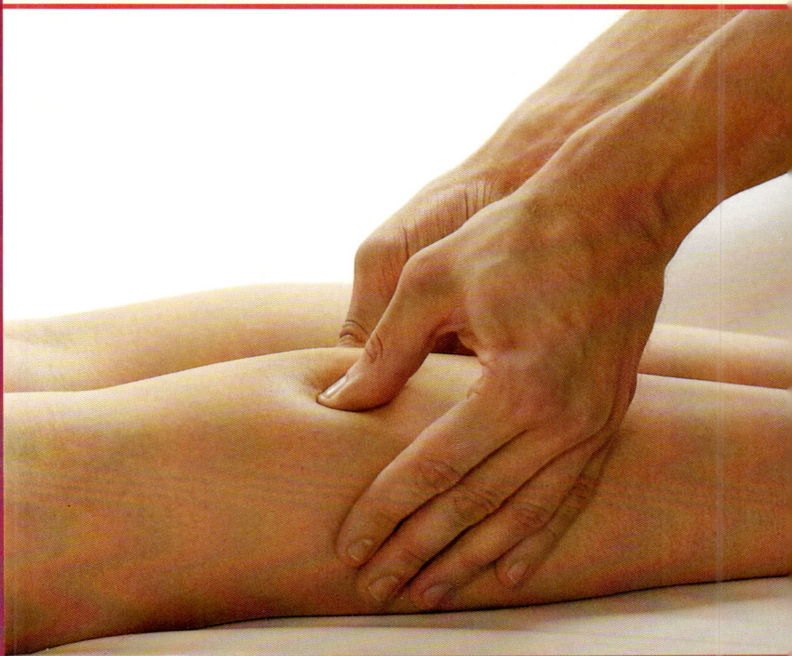

Das Reiben mit den Daumen regt die Durchblutung an. Immer in Aufwärtsrichtung reiben!

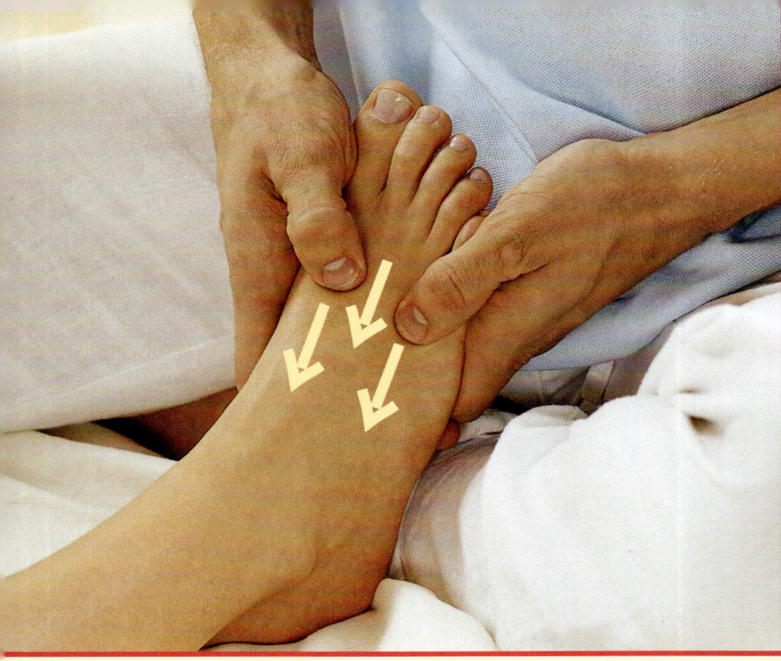

Streichung des Muskelgebietes zwischen den Zehen: Führen Sie die Daumen mit kräftigem Druck zum Sprunggelenk hin.

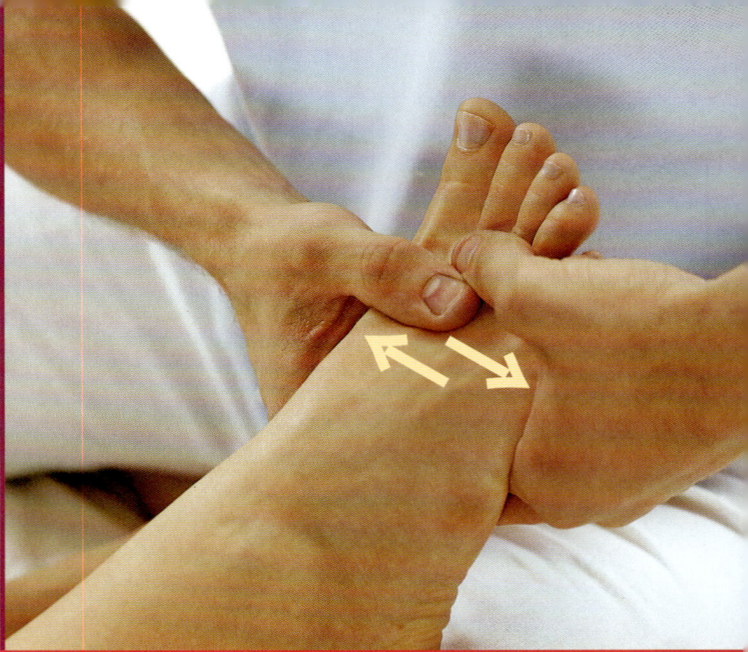

Streichung in Querrichtung: Ziehen Sie die Daumen nach links und rechts auseinander.

FUSSMASSAGE: DIE VORBEREITUNG

➤ Ihr Partner sollte sich jetzt auf den Rücken legen. Ein Kissen unter den Kniekehlen macht die Lage bequemer, eine Decke hält den Körper warm.

➤ Sie stehen, sitzen oder knien vor den Füßen Ihres Partners.

➤ Ein Teelöffel Massageöl pro Fuß ist ausreichend.

STREICHELEINHEITEN

Unsere Füße sind hochsensibel und mit unzähligen Nervenenden ausgestattet. Streichen Sie deshalb immer mit kräftigem Händedruck, um die Füße auf den Berührungsreiz einzustimmen.

SO WIRD'S GEMACHT

➤ Umfassen Sie den rechten Fuß mit beiden Händen links und rechts an der Außen- beziehungsweise Innenseite in Höhe der Zehen. Streichen Sie dann mit beiden Händen gleichzeitig kräftig entlang der Fußkonturen zur Ferse hin. Mit leichterem Druck streichen Sie wieder zurück zu den Fußzehen (6-mal).

➤ Ihre Hände halten weiterhin den Fuß umfasst. Legen Sie nun beide Daumen auf das Muskelgebiet zwischen den Zehen (in die Vertiefungen, nicht auf die Sehnen!). Dort streichen Sie mit festem Druck über den Fußrücken zum Sprunggelenk hin.

➤ Dort angekommen, lassen Sie Ihre Daumen wieder mit leichterem Druck zurückgleiten. Massieren Sie auf diese Weise den gesamten Fußrücken (jede Streichung 3-mal wiederholen).

➤ Nun folgt eine Streichung, die Sie in Querrichtung ausführen: Legen Sie dazu beide Daumen versetzt nebeneinander auf den Fußrücken und ziehen Sie sie gleichzeitig mit festem Druck nach links und rechts auseinander.

➤ Massieren Sie auf diese Weise zunächst den gesamten Fußrücken. Danach führen Sie diese tiefenwirksame Streichung auch auf der Fußsohle aus, und zwar von den Zehengelenken zur Ferse hin.

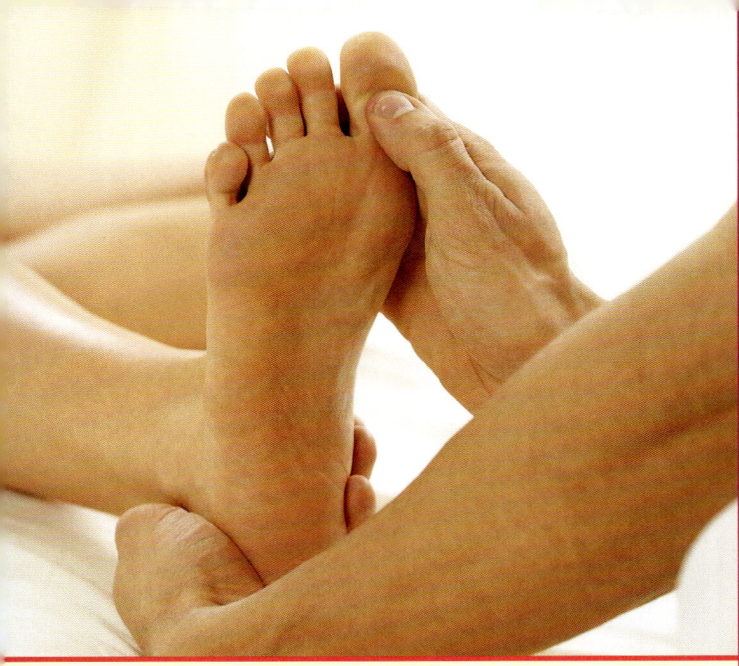

Reibung: Die linke Hand stabilisiert den Fuß, während der rechte Daumen spiralförmig über den Zeh gleitet.

REIBUNGEN

Die intensiven Reibungen wirken sich nicht nur auf die Füße selbst, sondern auf den ganzen Körper erfrischend aus.

SO WIRD'S GEMACHT

➤ Stabilisieren Sie den rechten Fuß mit der linken Hand an den Zehengelenken und reiben mit dem rechten Daumen kleine Kreise und Spiralen auf die Fußsohle. Kreisen Sie von den Zehengelenken in Richtung Ferse, zunächst von oben nach unten, dann quer von rechts nach links (je 3-mal).

➤ Nun stabilisieren Sie den Fuß mit Ihrer linken Hand an der Ferse, während Sie mit dem rechten Daumen kleine Spiralen von der Zehenspitze eines jeden Zehs bis zum unteren Zehengelenk auf die Haut reiben (je Zeh 3-mal).

➤ Beenden Sie die Fußmassage mit beruhigenden Streichungen, indem Sie den Fuß umfassen und entlang der Fußkonturen nach unten zur Ferse hin streichen (3-mal wiederholen). Anschließend massieren Sie den linken Fuß.

TIPP

Sensible Füße in besten Händen

Unsere Füße bestehen aus zweimal 26 Knochen, 107 Bändern und 19 Muskeln – ein robustes Kunstwerk, das dennoch mit dem nötigen Feingefühl behandelt werden will.

➤ Am Anfang einer Fußmassage sollten Sie liebevoll Kontakt aufnehmen: Ertasten Sie den Fuß mit beiden Händen, kneten Sie behutsam das Gewebe durch und erspüren Sie die Temperatur der Haut sowie den allgemeinen Spannungszustand des Fußes.

➤ Wenn Ihr Partner sehr kitzelig ist, greifen Sie bei der Massage beherzt zu und massieren mit festem Druck.

➤ Bei kalten Füßen sorgen Sie für einen Wärme-Kick, indem Sie eine Hand flach auf die Fußsohle, die andere auf den Fußrücken legen und mit beiden Händen gleichzeitig kräftig auf und ab reiben, bis Sie spüren, dass die Füße besser durchblutet sind.

➤ Sind die Füße Ihres Partners geschwollen, bedarf es ein paar entstauender Handgriffe: Umfassen Sie den Fuß mit beiden Händen und streichen Sie mit festem Druck nach oben in Richtung Unterschenkel und weiter bis zum Kniegelenk hin. Lassen Sie die Hände leicht zurückgleiten und streichen Sie dann nochmals mit festem Druck nach oben (insgesamt 6-mal).

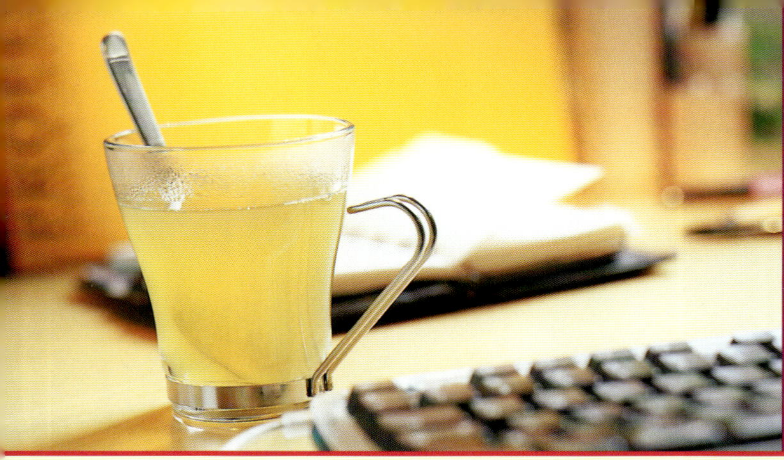

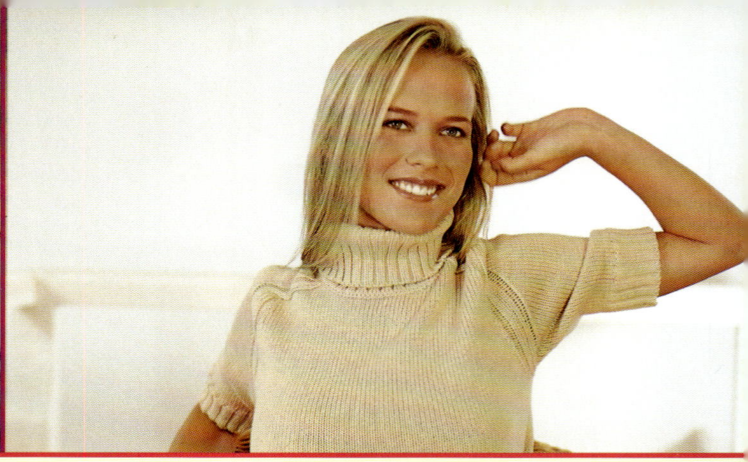

Basics

Relaxen am Arbeitsplatz

Täglich acht oder sogar mehr Stunden stehend oder am Schreibtisch vorm PC sitzend verbringen wir unsere Zeit. Doch diese starren, einseitigen Dauerstellungen bekommen dem Körper gar nicht gut. Er reagiert mit Verspannungen. Hier sind die besten Strategien, damit Sie am Arbeitsplatz immer schön locker bleiben.

HALTUNG BEWAHREN!

Sitzen Sie tagsüber viel? Dann sorgen Sie regelmäßig für Ausgleich in Form von entlastenden Bewegungen! Zwischendurch immer mal wieder aufstehen und sich strecken: Arme hoch, auf die Zehenspitzen stellen und tief einatmen. Beim Ausatmen Arme fallen lassen, in die Knie gehen und den Kopf baumeln lassen (mindestens 3-mal). Außerdem sollten Sie möglichst viele Dinge im Stehen erledigen, beispielsweise Telefonate.

Am Schreibtisch sitzen Sie am besten auf einem ergonomischen Stuhl, bei dem Sie Sitzhöhe, Rücken- und Armlehnen verstellen und Ihren Körpermaßen anpassen können. Hat der Stuhl keine Vorwärtsneigung, lässt ein Keilkissen aus Schaumstoff (gibt es im Büromöbel-Fachhandel) das Becken nach vorne kippen. Allerdings müssen Sie auch Haltung bewahren: Setzen Sie sich mit geradem Rücken so auf den Stuhl, dass Ober- und Unterschenkel einen rechten Winkel bilden. Die Füße sollten hüftbreit auseinander und flach auf dem Boden stehen; stellen Sie sie nicht zu weit nach hinten oder nach vorne und ziehen Sie hohe Pumps vorübergehend aus. Haben Sie schon einmal an ein Stehpult gedacht? Das entlastet nicht nur den Rücken, sondern pusht auch die Denkfähigkeit, da die Durchblutung angeregt wird.

Für alle, die im Job viel laufen und „Stehvermögen" brauchen, gilt: auf bequemes Schuhwerk achten. Denn zu hohe oder enge Schuhe führen zu einer verkrampften Haltung und belasten dadurch den Rücken.

NACKEN UND SCHULTERN LOCKERN

Auch die Schulterpartie braucht regelmäßige, gezielte Bewegung: Rollen Sie zwischendurch immer mal Ihre Schultern vor

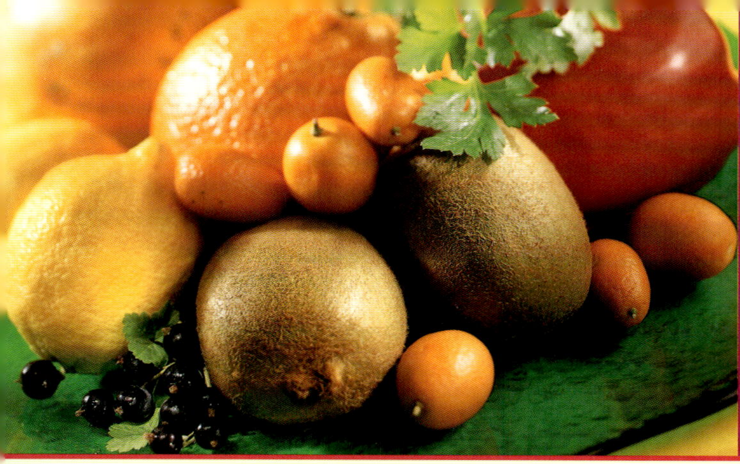

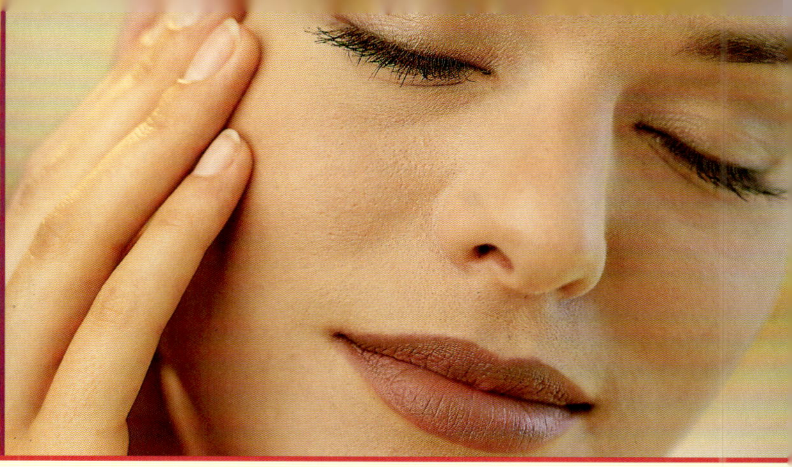

und zurück (jeweils 10-mal). Verspannungen wehren Sie mit einem Schulterzucken gekonnt ab: Schultern bis zu den Ohren hochziehen und ruckartig fallen lassen. Je öfter, desto besser!
Gehören Sie zu der Spezies Mensch, die – ohne es zu merken – die Zähne aufeinander zu beißen pflegt, wenn konzentriertes Arbeiten angesagt ist? Das lässt nicht nur Ihre Kiefermuskulatur, sondern auch die Nackenmuskeln verkrampfen. Deshalb in einem unbeobachteten Moment von Zeit zu Zeit den Mund weit aufmachen und den Unterkiefer mehrmals nach rechts und links schieben. Kauen Sie ruhig mal Kaugummi, um die Muskeln locker zu halten!

BEINE UND FÜSSE ENTLASTEN

Stundenlanges Stehen lässt das Blut in die Beine wandern. Dagegen hilft: von Zeit zu Zeit hinsetzen, Schuhe ausziehen und Beine hochlegen. Das entlastet die Venen und fördert die Durchblutung.
In Marathonsitzungen werden die Beine schwer und schwellen an. Mit Zehengymnastik können Sie das verhindern: Im Sitzen die Zehen abwechselnd beugen und strecken und kleine Kreise mit den Füßen beschreiben. Oder zwischendurch immer mal wieder aufstehen, ein paar Schritte gehen, sich auf die Zehenspitzen, dann auf die Fersen stellen, mindestens 10-mal hin und her wippen. Außerdem: Beim Sitzen die Beine nicht übereinander schlagen, sonst staut sich das Blut.
Ein absolutes Muss: Treppe statt Fahrstuhl. Sind es viele Stufen, die Sie täglich steigen müssen, dann nutzen Sie diese Bewegungsmöglichkeit zum Wohle Ihrer Beine. Und gehen Sie so oft wie möglich ohne Schuhe: im Sommer draußen barfuß, im Winter drinnen mit warmen Socken. Dadurch werden die Füße besser durchblutet und gleichmäßiger belastet. Auch wenn High Heels absolut angesagt sind: Steigen Sie immer wieder mal auf andere Schuhformen um – so vermeiden Sie Fuß- und Rückenprobleme.

DIE SEELE ERFREUEN

Sehen Sie vor lauter Zahlen und Buchstaben nur noch schwarzweiß, dann sollten Sie mehr Farbe in Ihren Büroalltag bringen. Ein bunter Blumenstrauß baut Sie wieder auf: Gelbe und orangefarbene Blüten wirken erfrischend; ein blauer Farbtupfer dagegen beruhigt strapazierte Augen und Nerven. Eine Schale mit frischem Obst ist ein schöner Blickfang und noch dazu ein gesunder Anreiz zum Vitamintanken. Für innere Ausgeglichenheit sorgen Bilder, auf denen viel Natur zu sehen ist: Wasserfälle, Bäume, Meer. Auch Zimmerpflanzen helfen beim Abbau von Stress und reinigen zugleich die Büroluft.
Nehmen Sie Ihr Mittagessen möglichst immer in aller Ruhe ein und gehen Sie danach noch ein paar Schritte spazieren. Das macht Sie wieder fit, beflügelt Ihre Kreativität und erhöht Ihre Konzentrationsfähigkeit.

Schritt für Schritt: Massage selbst gemacht

Ist kein Partner zur Stelle, werden Sie kurzum zum Masseur in eigener Sache. Denn auch eine Selbstmassage wirkt angenehm entspannend – zu jeder Zeit und an jedem Ort. Und wenn es mal etwas ganz Besonderes sein soll, dann machen Sie daraus ein schönes Verwöhnritual und pflegen Ihren Körper nach allen Regeln der Massagekunst.

Gesicht und Kopf erfrischen und beleben

Kommen Sie morgens nach dem Aufstehen oft nur langsam in Schwung? Dann ist eine Gesichts- und Kopfmassage das Richtige für Sie. Die Massage morgens vor dem Duschen wirkt entspannend und belebend. Mit ein paar Tropfen duftendem Rosenöl (Rezept Seite 57; für längere Haare einen Esslöffel, für kurze Haare einen Teelöffel nehmen) verwöhnen Sie nicht nur Ihre Haut, sondern auch Ihre Haare, denn das Öl bringt geschmeidig machende Feuchtigkeit ins Haar und beruhigt die Kopfhaut. Das Rosenöl wie im Folgenden beschrieben einmassieren und fünf Minuten lang einwirken lassen – dann geht's ab unter die Dusche. Während der Massage dringen die Wirkstoffe gut in Haut und Haare ein. Sie hinterlassen einen feinen Ölfilm, der schützend und pflegend zugleich wirkt, ohne das Haar zu beschweren oder die Poren zu verstopfen. Die im Rosenöl enthaltenen Gerbstoffe glätten die äußere Schuppenschicht des Haares und lassen es wieder schön glänzen.
Massieren Sie sich gerne zwischendurch am Arbeitsplatz oder nach einer anstrengenden Tätigkeit, bewirkt eine Gesichts- und Kopfmassage auch ohne Öl viel Wohltuendes, denn sie zaubert Spannungen aus dem Gesicht und lässt Sie wieder strahlend schön aussehen.

SO WIRD'S GEMACHT

➤ Verreiben Sie zunächst etwas Massageöl in den Handflächen und nehmen Sie dann einzelne Haarsträhnen zwischen Ihre Finger. Ziehen Sie jede Haarsträhne langsam nach oben, bis sie aus Ihren Fingern gleitet. Auf diese Weise verteilen Sie nicht nur das pflegende Öl in den Haaren, Sie spüren gleichzeitig auch die anregende Wirkung durch den sanften Zug.

➤ Danach legen Sie beide Hände auf die Kopfhaut und führen mit festem Druck aller Fingerspitzen kreisende Bewegungen wie beim Haarewaschen aus. Reiben Sie langsam in gleichmäßigem Rhythmus Ihre gesamte Kopfhaut: vorn über der Stirn, seitlich über den Ohren sowie am gesamten Hinterkopf.

➤ Nun bedecken Sie Ihr Gesicht mit beiden Handflächen und schließen die Augen. Halten Sie Ihre Hände einen Moment ganz ruhig in dieser Stellung und atmen Sie den betörend-entspannenden Duft des Rosenöls tief ein.

➤ Anschließend legen Sie beide Hände mit den Fingerspitzen zur Mitte zeigend auf die Stirn. Bringen Sie etwas Druck auf Ihre Finger und streichen Sie beide Hände gleichzeitig auseinander zu den Schläfen hin.

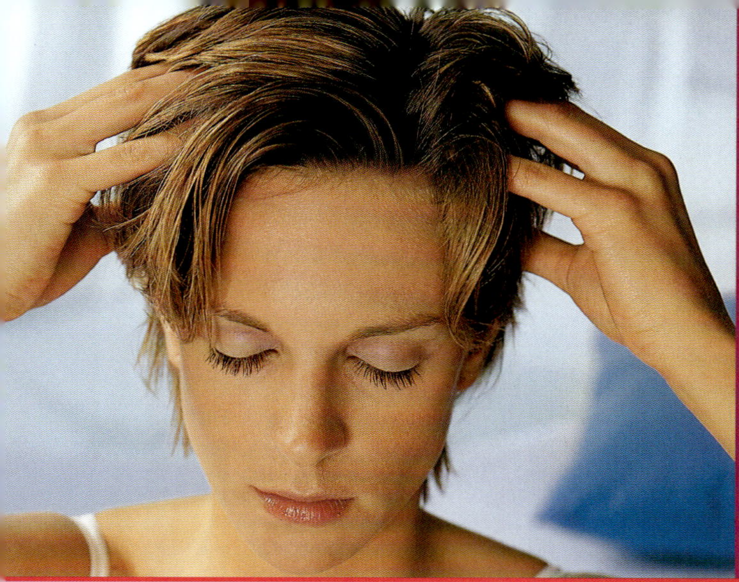

Die Kopfhautmassage wirkt herrlich entspannend und sorgt für neue Frische und klare Gedanken.

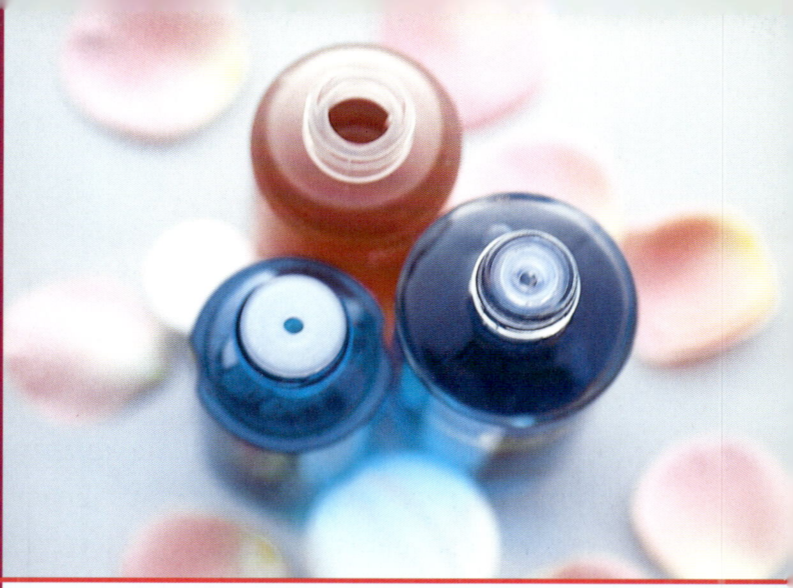

Rosenöl schmeichelt der Haut und sein Duft betört die Sinne; zudem wirkt es harmonisierend und ausgleichend.

➤ An den Schläfen reiben Sie dann beidseitig 20 Kreise auf die Haut. Danach legen Sie beide Hände wieder auf die Stirnmitte und wiederholen diese Grifftechnik noch 2-mal.

➤ Anschließend ziehen Sie mit beiden Zeigefingern den Bogen der Augenbrauen nach, und zwar von der Nasenwurzel ausgehend nach links und rechts zu den Schläfen hin. In gleichmäßigem Rhythmus legen Sie immer wieder Ihre Zeigefinger auf die Nasenwurzel und streichen nach außen, insgesamt 10-mal.

➤ Mit sanften, kreisenden Reibungen Ihrer Fingerspitzen massieren Sie danach langsam die gesamte Wangen- und Kinnpartie. Lassen Sie Ihre Hände vom oberen Rand der Wangenknochen bis nach unten zum Hals hin gleiten.

➤ Zum Schluss klopfen Sie mit allen Fingerspitzen abwechselnd ganz zart über das gesamte Gesicht, indem Sie die Finger in schnellem Rhythmus auf und ab bewegen, so als würden es die Fingerspitzen regnen lassen.

➤ Den krönenden Abschluss der Massage bildet die morgendliche Dusche. Mit diesem Frische-Kick starten Sie schwungvoll in den Tag.

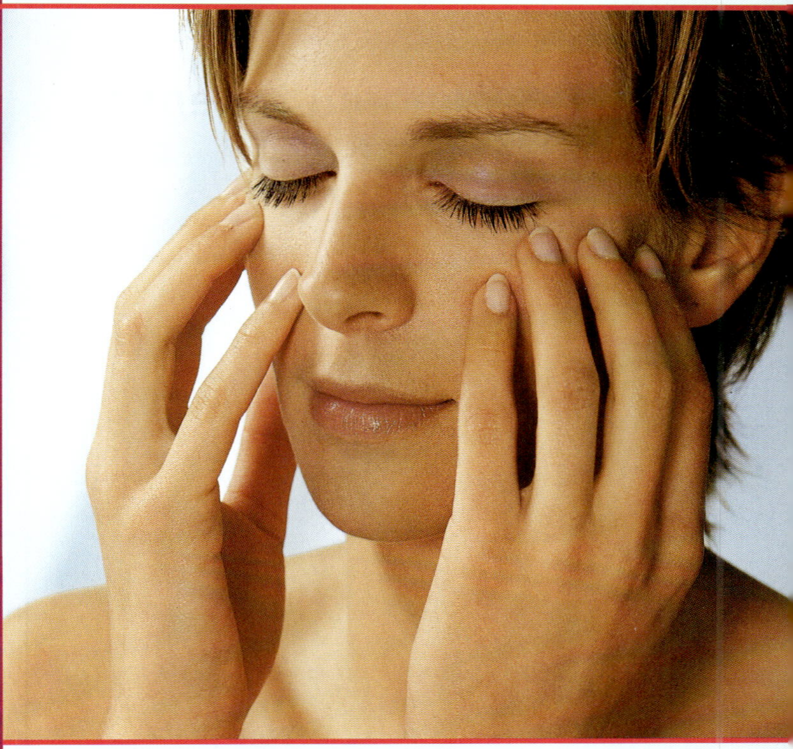

Das langsame, gleichmäßige Reiben von Wangen und Kinnpartie glättet die Gesichtszüge.

Nacken und Schultern – Verspannungen lösen

Schon beim Aufwachen fühlen sich Nacken und Schultern manchmal an, als laste auf ihnen ein tonnenschweres Gewicht. Eine kleine Drehung des Kopfes genügt, und schon sticht es im Nacken – die typischen Anzeichen einer Verspannung. Geschwitzt und Zug bekommen? Zu lange am offenen Fenster oder am Computer gesessen? Falsch gehoben? Oft ist es tatsächlich eine dieser Ursachen. Und meist ist die Verspannung spätestens nach ein paar Tagen wieder vergessen. Doch manchmal verhärten sich die Nacken- und Schultermuskeln immer wieder, der Kopf schmerzt und lässt sich kaum noch zur Seite drehen. Die häufigsten Gründe für diese Haltungsprobleme, schmerzhaften Verspannungen und Spannungskopfschmerzen sind krank machende Alltagsgewohnheiten wie etwa krummes Sitzen. Oft genug sind ständige Nackenschmerzen aber auch ein Anzeichen für seelischen Druck, der mit einer verkrampften Körperhaltung einhergeht. Die Folge: Schmerzen, Verspannungen, noch mehr Schmerzen – kurzum zu viel Stress auf allen Ebenen. Deshalb ist es besonders wichtig, dass Sie etwas für diese empfindlichen Bereiche tun. Neben der Massage helfen kleine Bewegungsübungen (siehe Seite 44/45), Verspannungen vorzubeugen.

SO WIRD'S GEMACHT

➤ Sie sitzen aufrecht auf einem Stuhl. Verreiben Sie ein paar Tropfen Massageöl in Ihren Handflächen und umfassen Sie mit beiden Händen den Nacken, so dass sich Ihre Fingerspitzen an den Halswirbeln treffen. Halten Sie diese Position ein paar Sekunden und atmen Sie ein.

➤ Beim Ausatmen streichen Sie beide Hände mit festem Druck nach vorne auseinander, bis Ihre Fingerspitzen die Schlüsselbeine berühren.

➤ Dann lassen Sie Ihre Hände wieder federleicht nach hinten gleiten und ziehen sie beim Ausatmen mit stärkerem Druck erneut nach vorne in Richtung Schlüsselbeine (6-mal).

➤ Jetzt führen Sie mit allen Fingerspitzen sanfte, kreisende Reibungen am unteren Haaransatz aus. Reiben Sie von der Mitte zu den Ohren und dann nach unten zu den Schultern hin.

➤ Damit der Nacken wieder gut durchblutet wird, kneten Sie nun kleine Hautfalten sanft zwischen Ihren Fingerspitzen.

➤ Danach legen Sie Ihre linke Hand auf die rechte Schulter, so dass die Fingerspitzen nach hinten zum Schulterblatt zeigen. Bringen Sie Druck auf Ihre Finger und streichen Sie langsam nach vorne bis zum Schlüsselbein.

➤ Ohne den Hautkontakt zu verlieren, gleiten Ihre Finger wieder nach hinten und streichen abermals mit festem Druck nach vorne (pro Schulter 10-mal wiederholen).

➤ Nun werden die Schultern mit einer intensiven Knetkur bearbeitet: Legen Sie zunächst wieder Ihre linke Hand auf die rechte Schulter, fassen den fleischigen Muskel, heben ihn ein Stück ab und kneten ihn zunächst sanft, dann mit festerem Druck gründlich durch. Anschließend massieren Sie mit der gleichen Grifftechnik, allerdings mit der rechten Hand Ihre linke Schulter.

➤ Danach reiben Sie zunächst wieder auf der rechten, dann auf der linken Schulter mit den Fingerspitzen kleine Kreise in die Haut. Gehen Sie langsam vor, denn so können Sie Muskelhärten am besten aufspüren und intensiver massieren.

➤ Zum Abschluss streichen Sie nochmals wie anfangs beschrieben mit beiden Händen über Nacken und Schultern, um die massierten Körperstellen zu beruhigen.

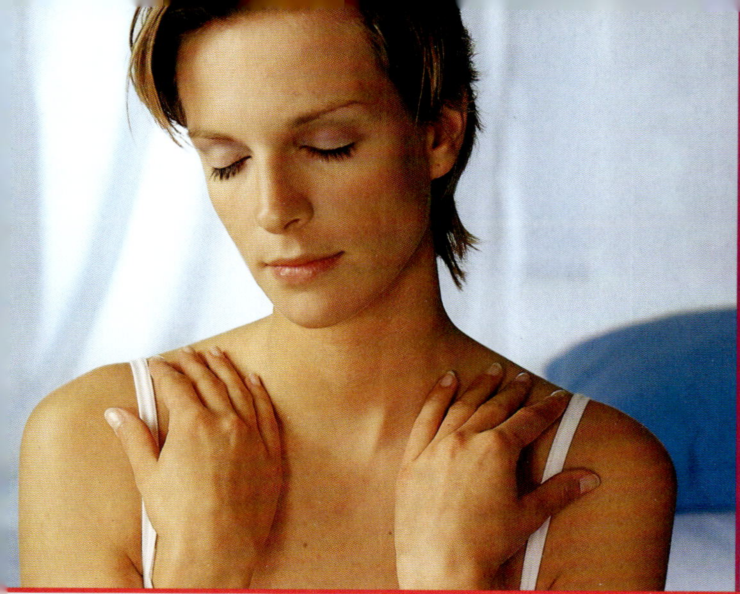

Massieren Sie Verspannungen weg, indem Sie beim Ausatmen vom Nacken in Richtung Schlüsselbeine streichen.

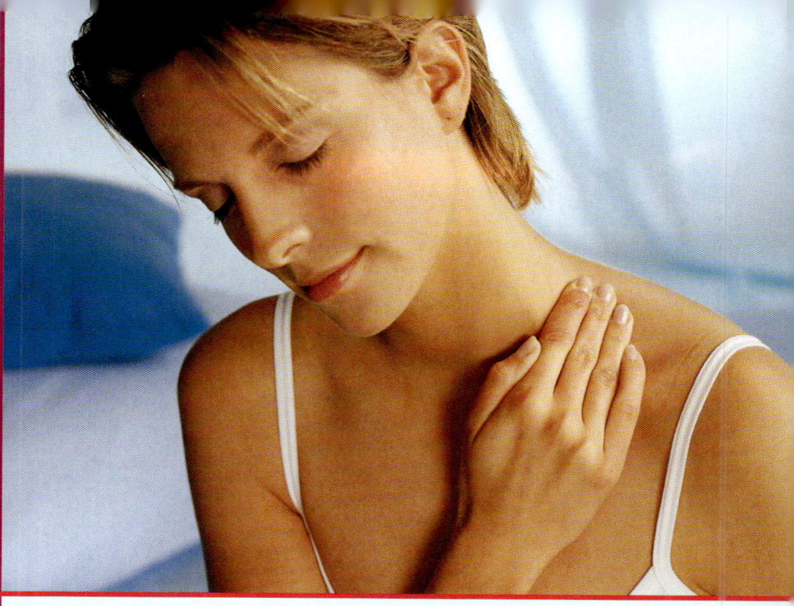

Bei der tiefenwirksamen Streichung mit einer Hand verstärken Sie den Druck an der Schulter.

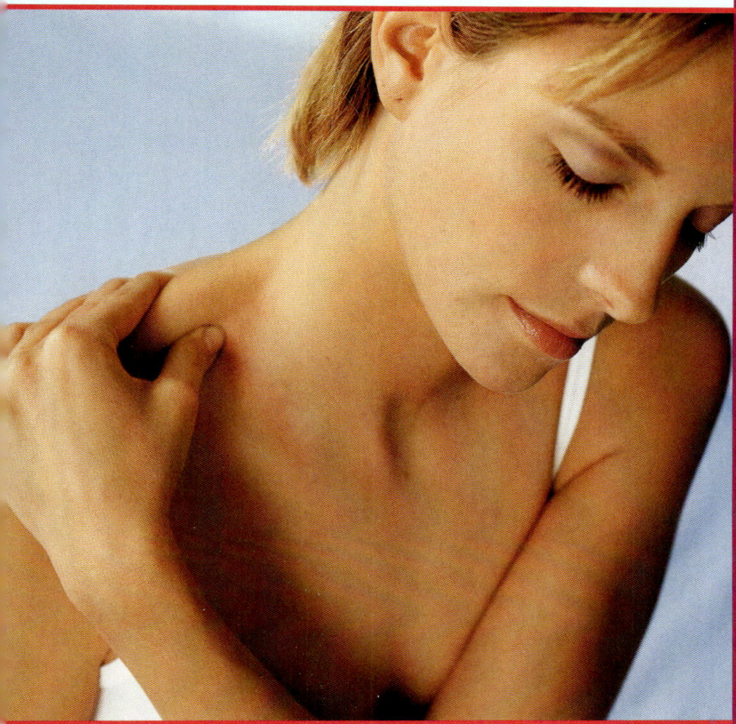

Das intensive Kneten wird zunächst an der rechten, dann an der linken Schulter ausgeführt.

REZEPT

Massageöl mit entspannender Wirkung

- Sie brauchen:

  5 frische oder getrocknete Lavendelblätter

  10 Tropfen Lavendelöl

  50 ml süßes Mandelöl

- Lavendelblätter in eine dunkle Flasche geben, Lavendelöl darüber träufeln und das Mandelöl einfüllen. Gut verschlossen zehn Tage lang an einem kühlen Ort durchziehen lassen.

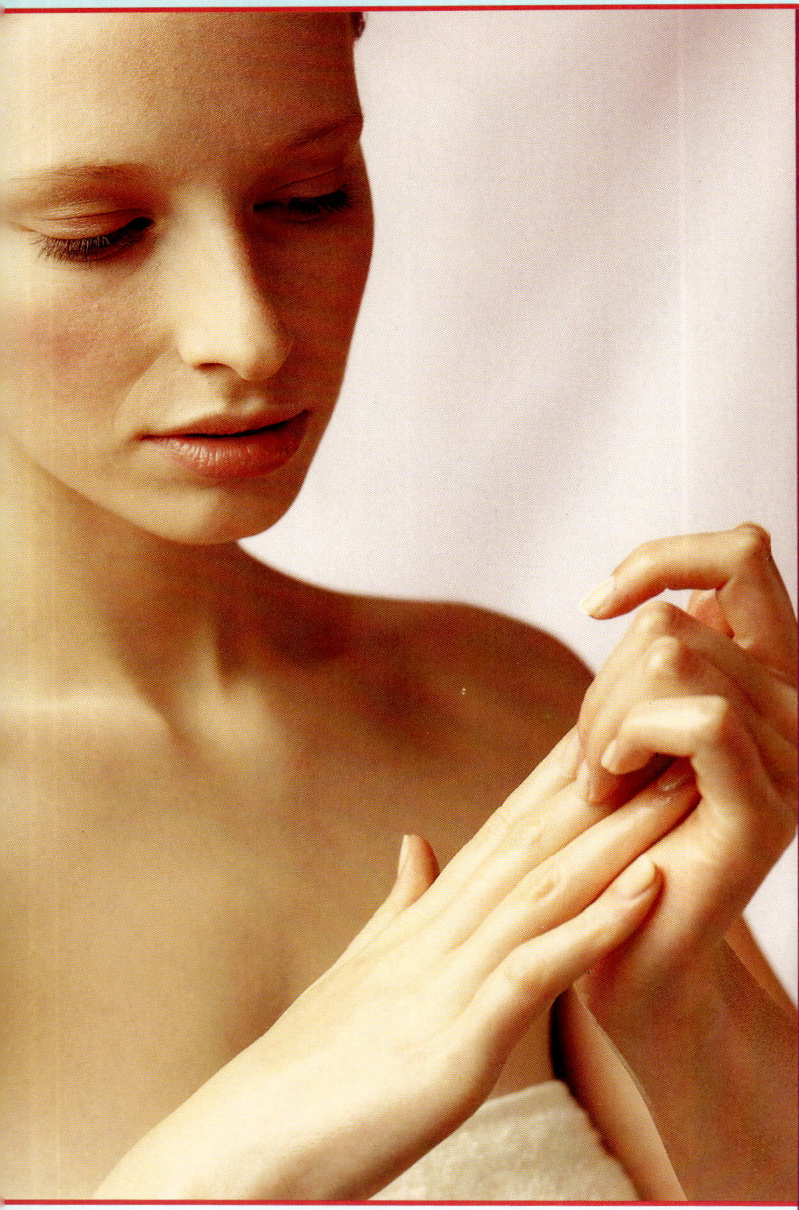

Die Haut an den Händen ist vielerlei Belastungen ausgesetzt. Pflegen Sie sie gut, damit sie geschmeidig und glatt bleibt.

Arme und Hände mit Effekt lockern

Wenn Sie häufig am Computer arbeiten und viel tippen müssen oder den Arm nahezu unbeweglich an der Maustaste liegen haben, brauchen Arme und Hände regelmäßig Pausen, um nicht zu verspannen. Neben kleinen Bewegungsübungen hilft eine kurze Selbstmassage, Ihre strapazierten Glieder vor Überanstrengung zu schützen und wirkungsvoll zu entspannen.

SO WIRD'S GEMACHT

➤ Streichen Sie mit festem Druck vom Handgelenk aufwärts bis zur Schulter. Von dort lassen Sie Ihre Hand mit geringerem Druck zurück zum Handgelenk gleiten (pro Arm 10-mal).

➤ Danach kneten Sie die Muskeln am Oberarm vom Ellbogen bis zur Schulter kräftig durch (an beiden Armen mehrmals wiederholen).

➤ Anschließend den Arm leicht anwinkeln, den Daumen der anderen Hand in Höhe des Handgelenks auflegen und mit den übrigen Fingern den Unterarm umfassen. Reiben Sie nun mit dem Daumen am Unterarm kleine Kreise auf die Haut, und zwar vom Handgelenk bis zur Ellbogenbeuge (an beiden Armen mehrmals wiederholen).

➤ Nun reiben Sie beide Hände mit den Handflächen fest aneinander, bis Sie eine wohlige Wärme in den Händen spüren.

➤ Umfassen Sie jetzt eine Hand, so dass der Daumen an der Handinnenfläche und die übrigen Finger über dem Handrücken zu liegen kommen. Kneten Sie die gesamte Handfläche mit festem Druck intensiv durch.

➤ Dann massieren Sie jeden Finger einzeln mit streichenden, reibenden Bewegungen von Daumen und Zeigefinger, beginnend an der Fingerspitze bis zum unteren Fingergelenk (3 Durchgänge pro Finger).

➤ Danach drehen Sie Ihre Handfläche nach oben und reiben mit dem Daumen der anderen Hand kleine Kreise in die Haut (pro Hand mehrmals wiederholen).

➤ Nach dem Reiben folgt die tiefenwirksame Streichung der Handfläche: Mit festem Daumendruck streichen Sie von den Fingergelenken zum Handgelenk (dies pro Hand 3-mal wiederholen).

PFLEGE FÜR SAMTWEICHE HÄNDE

Sie brauchen regelmäßig eine Extraportion Pflege, damit die Haut weich und geschmeidig bleibt: die Hände. Pflegen Sie sie am besten abends vor dem Zubettgehen, damit die Wirkstoffe über Nacht gut einziehen können:

➤ Reiben Sie die Hände mit einer Zitronenhälfte ab – das wirkt wie ein sanftes Peeling, denn die Fruchtsäure entfernt abgestorbene Hautzellen.

➤ Anschließend dürfen die Hände in einem wohlriechenden Handbad zehn Minuten lang entspannen. Dafür brauchen Sie eine halbe Tasse Sahne, in die Sie drei Tropfen Rosenöl träufeln. Gut umrühren und das Gemisch in eine Schüssel gießen. Zwei bis drei Liter warmes Wasser hineinlaufen lassen, so dass die Hände vollständig mit Wasser bedeckt sind.

➤ Nach dem Handbad die Hände mit Rosenöl (siehe auch Rezept Seite 57) massieren und über Nacht Einmalhandschuhe aus Baumwolle anziehen.

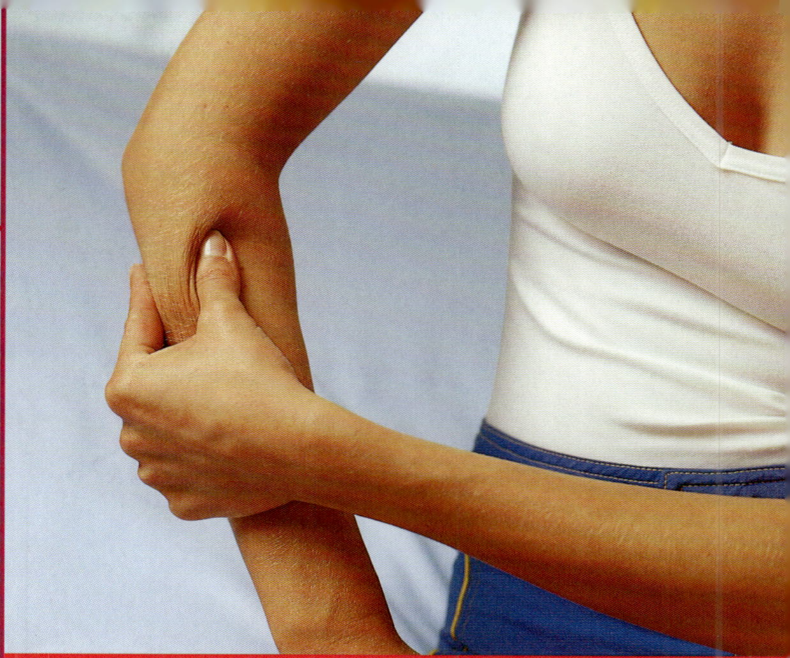

Reibung: Vom Handgelenk bis zur Ellbogenbeuge wandert der Daumen in kleinen Kreisen über die Haut.

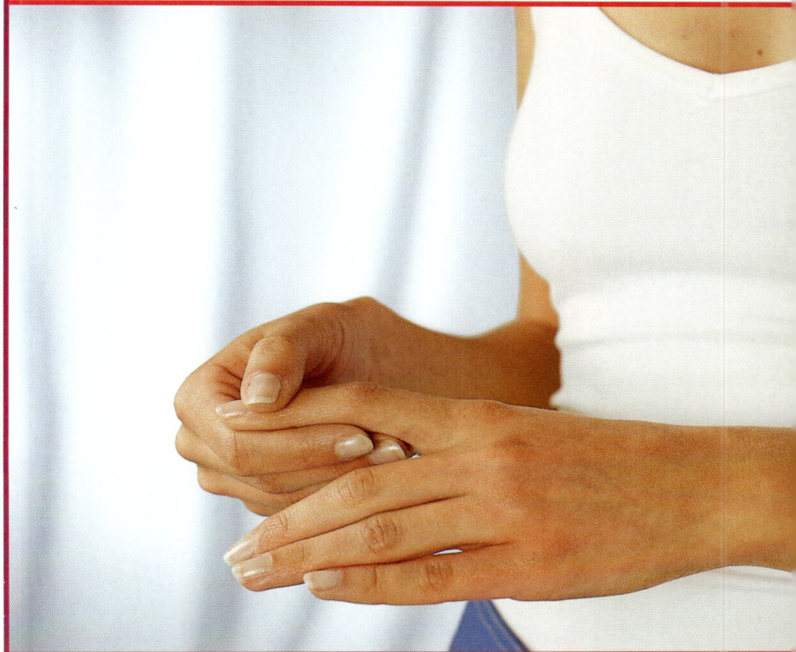

Widmen Sie jedem einzelnen Finger Ihre ganze Aufmerksamkeit und kneten Sie ihn intensiv durch.

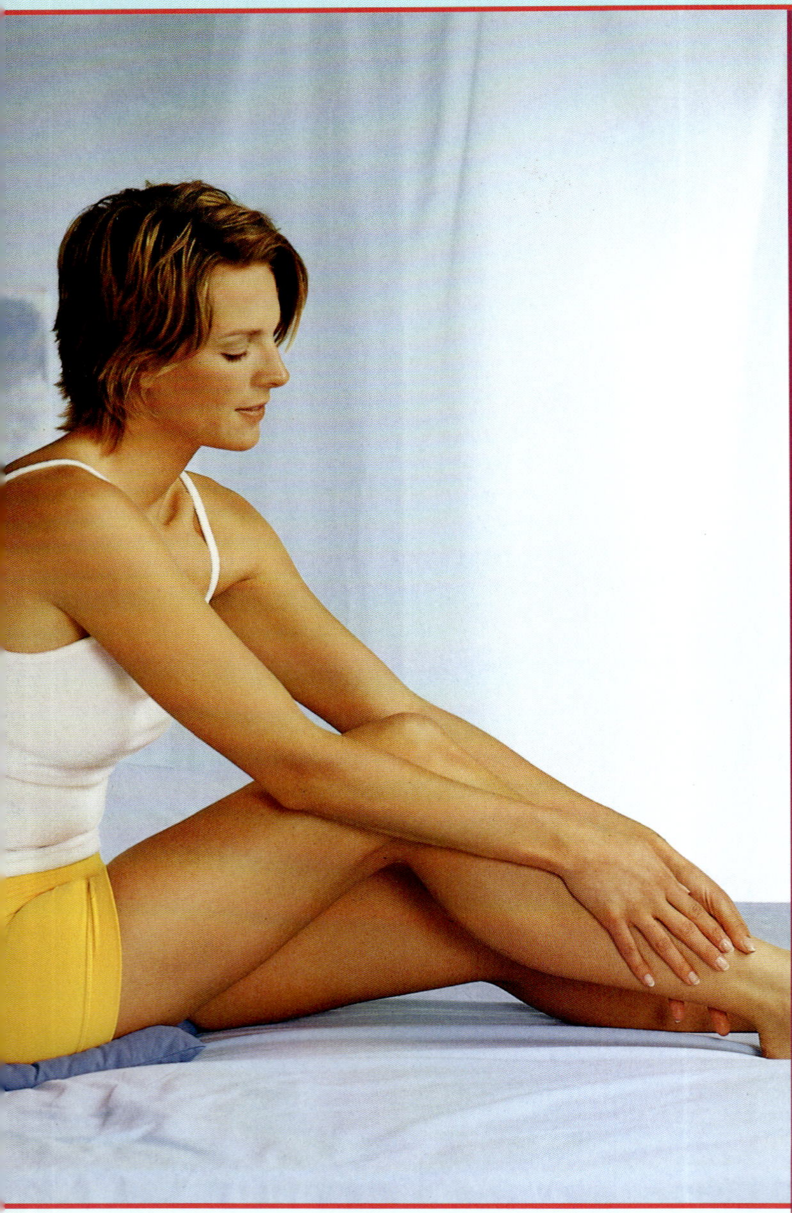

Einstimmung auf die Massage der Beine: Streichen Sie mit festem Druck in Richtung Hüfte.

Beine und Füße – straff und glatt

Sitzen oder stehen Sie tagsüber viel? Dann sind Ihre beiden Schwerstarbeiter für jeden Ausgleich dankbar. Denn: Im Sitzen und Stehen wird die so genannte Wadenmuskelpumpe kaum angeregt. Und die sorgt dafür, dass durch die Bewegung der Wadenmuskeln das Blut in den Beinvenen problemlos bergauf, also in Richtung Herz fließen kann. Beim normalen Gehen oder bei sportlichen Aktivitäten ist die Wadenmuskulatur kräftig in Aktion, beim Sitzen und Stehen hingegen arbeitet sie auf Sparflamme. Deshalb sollten Sie Ihren Beinen und Füßen regelmäßig Entspannungspausen und eine dicke Portion Pflege gönnen.

SO WIRD'S GEMACHT

➤ Im Sitzen beugen Sie das rechte Bein leicht an und umfassen es mit beiden Händen am Fußgelenk. Streichen Sie mit festem Druck aufwärts bis zur Hüfte. Von dort lassen Sie die Hände leicht zurück nach unten gleiten (6-mal wiederholen).
➤ Nun kneten Sie die Wadenmuskeln mit beiden Händen mehrmals kräftig durch.
➤ Anschließend kneten Sie auch die Muskeln am Oberschenkel systematisch mit kräftigen Handbewegungen.
➤ Zum Schluss streichen Sie das Bein nochmals mit festem Druck ein paar Mal in Aufwärtsrichtung aus. Mit der gleichen Grifffolge massieren Sie dann das andere Bein.
➤ Für die Fußmassage winkeln Sie ein Bein an und legen den Unterschenkel vorsichtig über das andere Bein. Streichen Sie mit beiden Händen von den Zehen über die Fußsohle und den Spann zum Sprunggelenk hin, und zwar so, dass die eine Hand

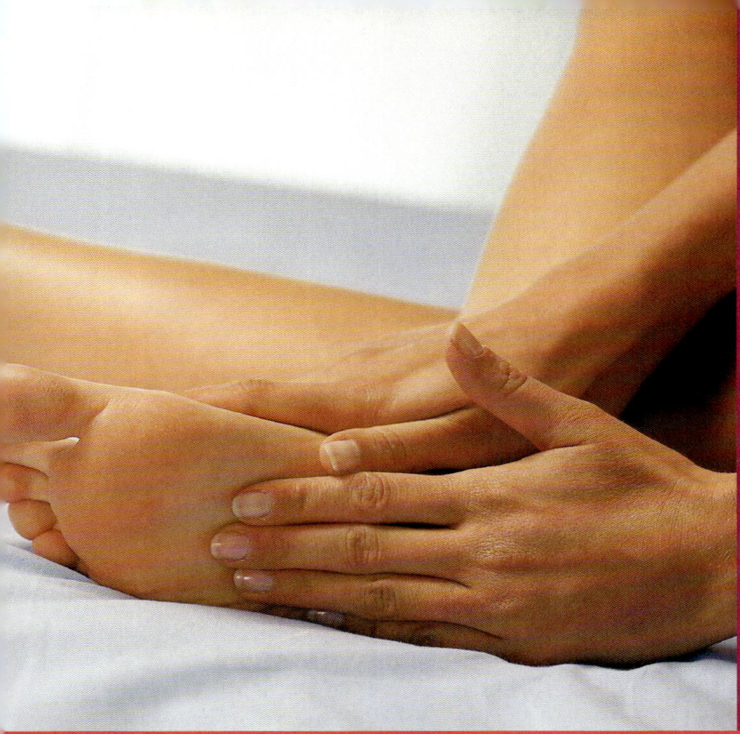

Streichung an den Füßen: Die eine Hand massiert auf der Fußsohle, die andere auf dem Spann.

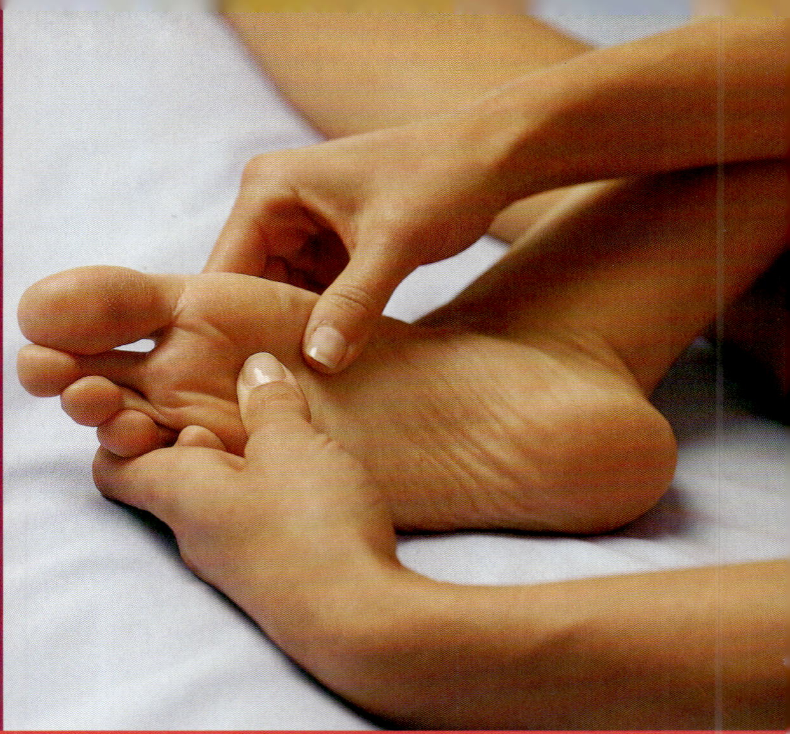

Bei der Reibung in Querrichtung ziehen die Daumen die Fußsohle nach rechts und links auseinander.

auf der Fußsohle, die andere auf dem Spann zu liegen kommt (6-mal wiederholen).

➤ Anschließend reiben Sie mit festem Druck beider Daumen kleine Kreise auf die gesamte Fußsohle: von den Zehengelenken über den Ballen bis hin zur Ferse (3-mal).

➤ Legen Sie nun beide Daumen in Höhe der Zehengelenke mit den Fingerspitzen zur Mitte zeigend nebeneinander auf die Fußsohle. Bringen Sie etwas Druck auf die Daumen und ziehen Sie sie langsam in Querrichtung auseinander. Dann legen Sie die Daumen etwas tiefer, um sie erneut auseinander zu ziehen. So massieren Sie die gesamte Fußsohle von den Zehengelenken über den Ballen bis zur Ferse (3-mal).

➤ Anschließend massieren Sie jeden Zeh einzeln: Streichen Sie mit dem Daumen von der Zehenspitze abwärts bis zum Zehengelenk (pro Zeh 3-mal). Danach beenden Sie die Fußmassage mit der anfangs beschriebenen Streichung.

REZEPT

Massageöl für die Beine

➤ Wirkt durchblutungsfördernd und hautglättend.

➤ Sie brauchen:

5 frische oder getrocknete Rosmarinblättchen

10 Tropfen Rosmarinöl

50 ml Mandelöl

➤ Rosmarinblätter in eine dunkle Flasche geben, Rosmarinöl darüber träufeln und das Mandelöl einfüllen. Die Flasche verschließen, gut schütteln und zehn Tage an einem kühlen Ort durchziehen lassen.

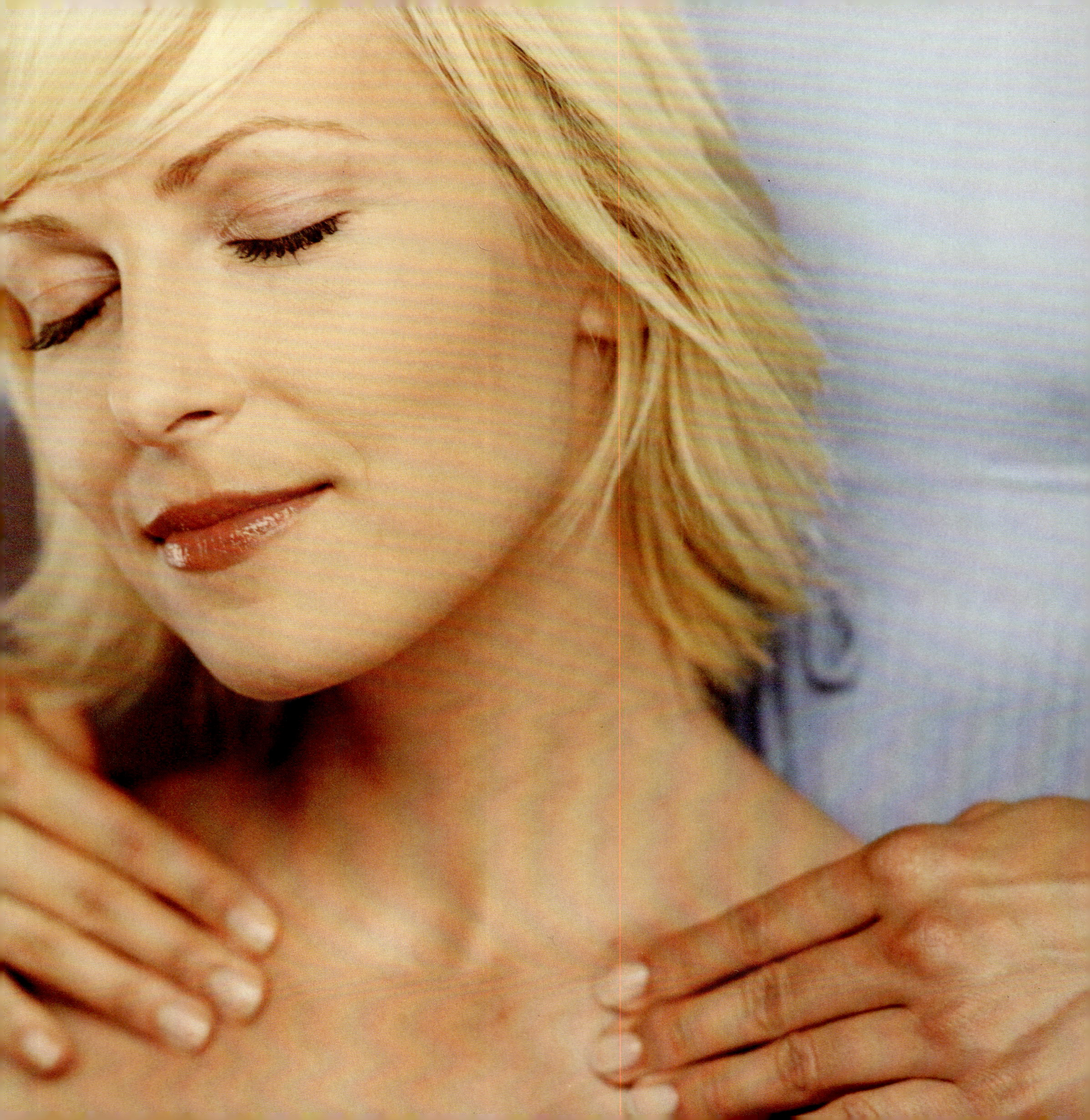

SPECIAL EFFECTS

Massage ist ein wahres **Multitalent:** Sie bringt stimulierende **Energie-Kicks** am Arbeitsplatz **oder** lässt Sie in den eigenen vier Wänden **zur Ruhe kommen.** Sie lindert Alltagsbeschwerden und sorgt für Lifting-Effekte im Gesicht. Doch Massage kann noch mehr! Mit zärtlichen Berührungen schenken Sie Ihrem Partner ungeahnte **Sinnesfreuden** und wecken Lust auf erotische Momente ...

Lifting light: Die Gesichtsmassage

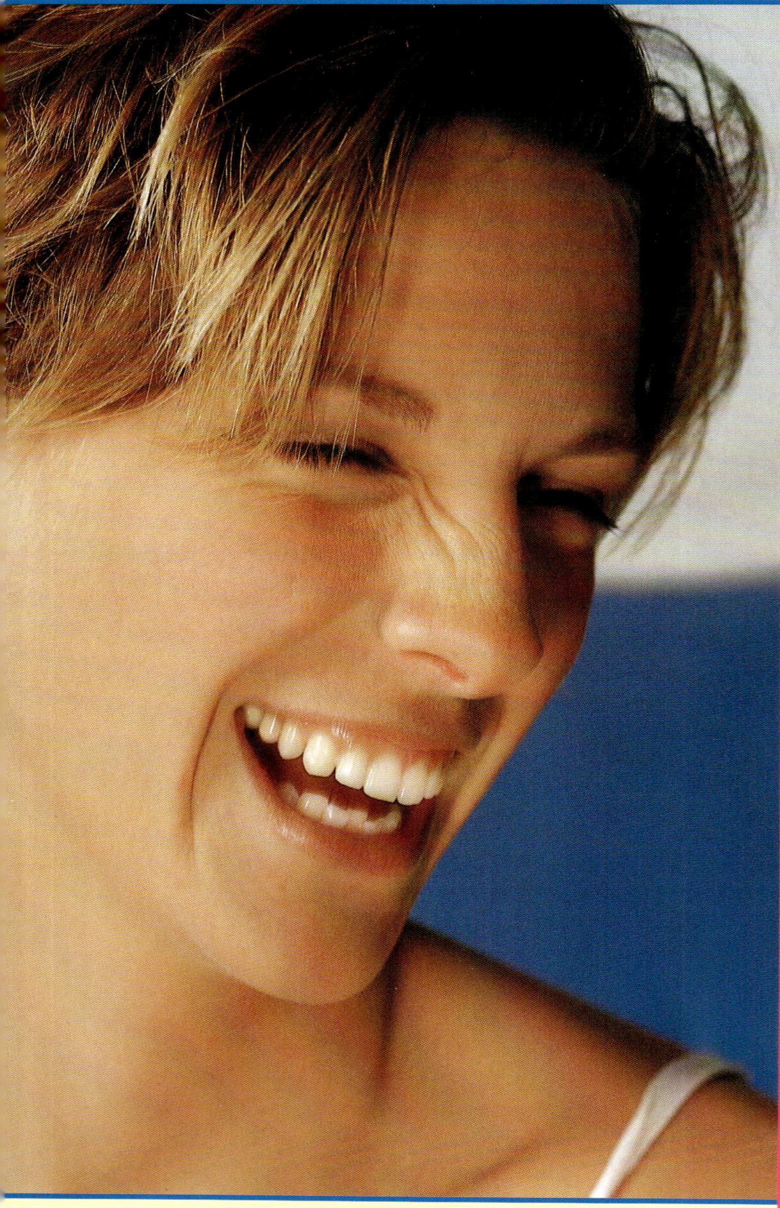

Lachen entspannt und sorgt für gute Laune, und Lachfalten setzen im Gesicht positive Akzente.

Ein Gesicht ist ein offenes Buch – Lebensjahre, Gesundheitszustand und Stimmung lassen sich darin ablesen. Stress setzt dem Aussehen zu und lässt uns oftmals älter erscheinen, als wir tatsächlich sind. Dagegen helfen Gesichtsmassagen, die wie ein natürliches Facelifting wirken.

Falten gut im Griff

Falten schleichen sich nicht nur im Laufe der Jahre ein, auch zu viel Stress ist schuld an den unerwünschten Zeichen im Gesicht: Zu lange am Computer gesessen, von einem Termin zum nächsten gehetzt oder zu viel Alkohol und Zigaretten konsumiert? Schon möglich. Aber nicht nur das. Auch Ärger im Job oder Sorgen um die Familie – im Gesicht lässt sich manches ablesen. Denn gerade dort zeigen sich Stress und Anspannung sehr deutlich: Sie erzeugen feine Linien und dunkle Schatten, die das Gesicht müde und abgespannt wirken lassen. Hinzu kommt, dass der Teint meist fahl und matt ist, weil die Haut durch die ständige Anspannung schlecht durchblutet wird. Schaffen Sie Abhilfe! Den Schlüssel für gutes Aussehen und glatte Haut haben Sie in der Hand: Entspannung lautet das Zauberwort, und das so oft wie möglich. Mit der Facelifting-Massage können Sie Ihre Gesichtsmuskulatur immer wieder wirksam entspannen und gleichzeitig Durchblutung und Lymphfluss im Gesicht anregen. Auch wenn sich damit Ärger, Sorgen und Stress nicht wegmassieren lassen, die Gesichtsbehandlung bewirkt, dass Sie wieder frisch und erholt aussehen, selbst dann, wenn Ihr Alltag alles andere als stressfrei ist. Und helfen ab einem gewissen Alter auch die besten Anti-Falten-Cremes nicht mehr, die Zeichen der Zeit aus dem Gesicht zu vertreiben – regelmäßige Gesichtsmassagen tragen dazu bei, die Bildung unliebsamer Fältchen so lange wie möglich hinauszuzögern.

DIE FACELIFTING-MASSAGE

Sanftes Kneten, Zupfen, Kneifen, Drücken und Streichen im Gesicht ist eine gute Alternative zur Schönheitschirurgie, denn diese Grifftechniken haben einen natürlichen Straffungseffekt: Die Haut wird geglättet und die Muskulatur stimuliert, die Bildung von Mimikfalten wird hinausgezögert, bereits bestehende Fältchen abgemildert. Und vor allem hat die Facelifting-Massage auch einen superwirksamen Entspannungseffekt, der jegliche Art von Anspannung und Stress aus dem Gesicht zaubert. Durch die intensive Stimulation der feinen Muskeln verändert sich der gesamte Gesichtsausdruck – Sie sehen entspannter aus und wirken um Jahre jünger.

Das geht ganz einfach: Täglich fünf Minuten Facelifting-Massage genügen, um sichtbare Erfolge zu erzielen. Anschließend tragen Sie das Pflegeöl (siehe rechts) mit streichenden Bewegungen auf Ihr Gesicht auf, so nimmt die Haut die wertvollen Inhaltsstoffe am besten auf. Das Öl sollte immer erst nach der Massage aufgetragen werden, sonst macht der Ölfilm auf der Haut das Zupfen und Drücken zu einer rutschigen Angelegenheit. Achten Sie auf kurze Fingernägel, damit Sie sich bei der Massage nicht verletzen!

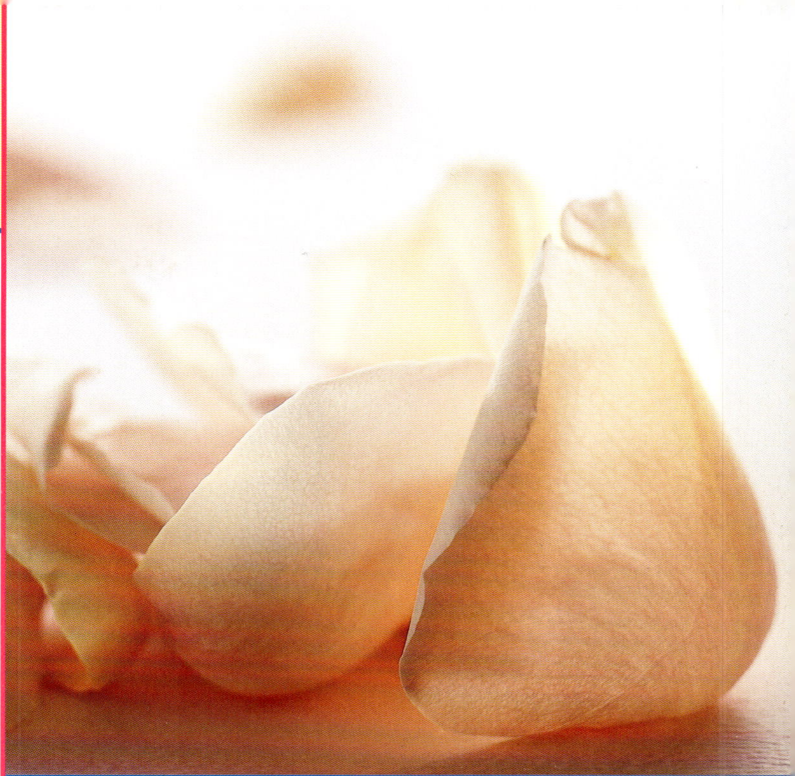

REZEPT

Gesichtsöl

- Glättet die Haut und reduziert Fältchen, für alle Hauttypen geeignet.
- Sie brauchen:
  5 getrocknete oder frische Rosenblütenblätter
  3 Tropfen Rosenöl
  30 ml Jojobaöl
- Blütenblätter in eine dunkle Flasche geben, Rosenöl darüber träufeln und Jojobaöl einfüllen. Flasche verschließen, gut durchschütteln und an einem kühlen Ort zehn Tage lang durchziehen lassen.

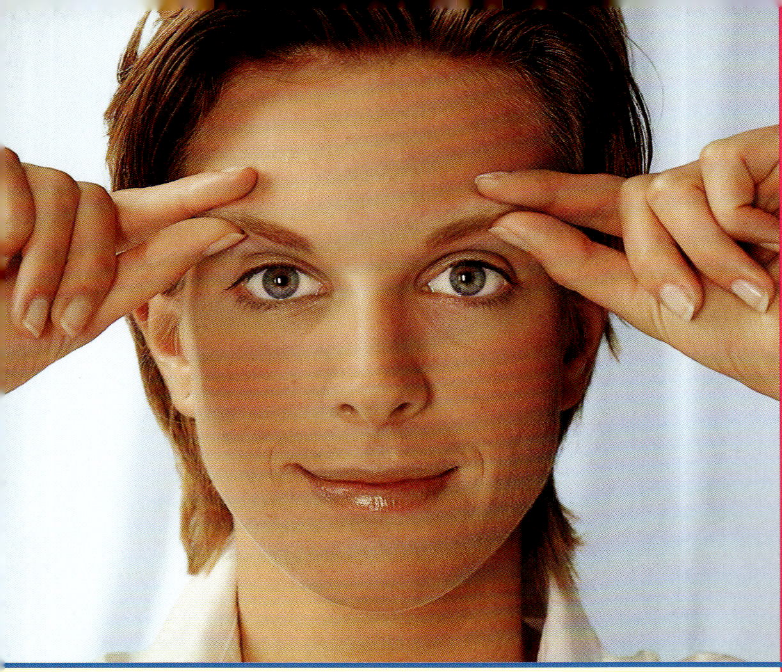

Das Drücken der Augenbrauen mit Daumen und Zeigefingern lockert verspannte Muskeln im Schläfenbereich.

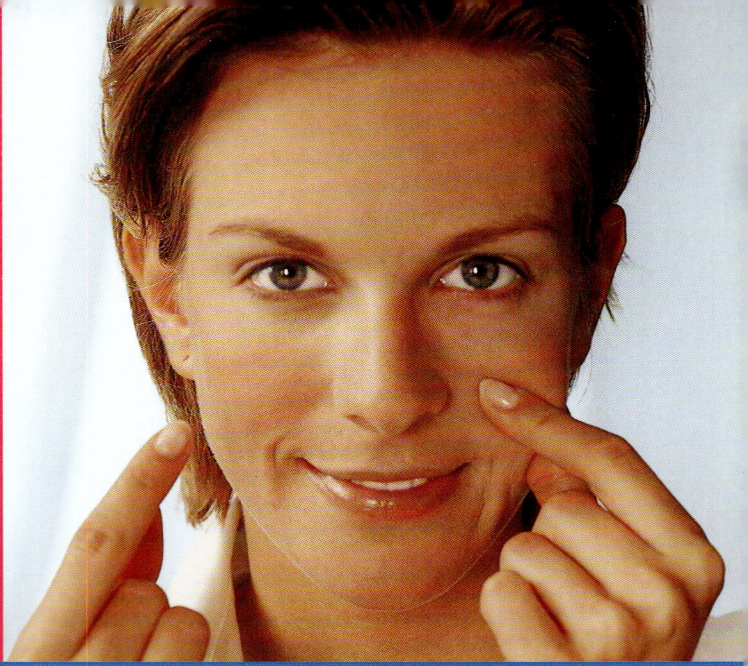

Kneifen erlaubt! Greifen Sie rechts und links neben der Nase zu und bearbeiten Sie die Haut bis zum Mundwinkel.

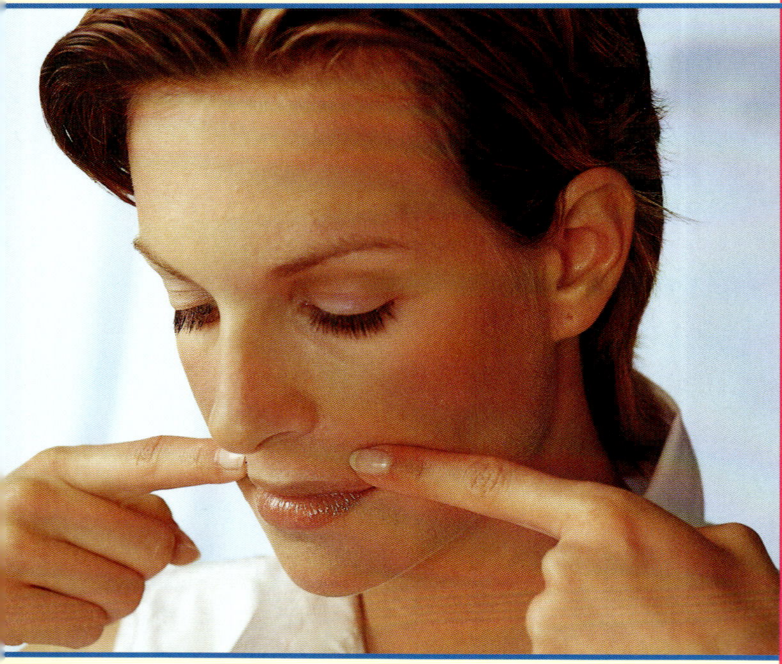

Der Bildung winzig kleiner Fältchen an der Oberlippe wirken Sie durch Ausstreichen mit den Zeigefingern entgegen.

SO WIRD'S GEMACHT

➤ Um Muskelverspannungen an den Schläfen aufzulösen, drücken Sie zunächst sanft, dann etwas stärker den Bogen Ihrer Augenbrauen. Nehmen Sie eine Hautfalte zwischen Daumen und Zeigefinger und drücken sie von der Mitte der Nasenwurzel nach außen zu den Schläfen hin (6-mal).

➤ Nun streichen Sie mit festem Druck den Bogen der Augenbrauen nach: Legen Sie dazu beide Mittel- und Zeigefinger auf die Mitte der Nasenwurzel, bringen etwas Druck auf Ihre Fingerspitzen und streichen nach außen zu den Schläfen hin (6-mal wiederholen).

➤ Danach lockern Sie das Gebiet rund um Ihre Oberlippe: Mit Daumen und Zeigefinger drücken Sie sanft oberhalb der Lippenmitte nach außen zu den Mundwinkeln hin. Massieren Sie dieses Gebiet sorgfältig millimeterweise, indem Sie kleine Hautfältchen zwischen Ihre Finger nehmen und diese immer wieder drücken und loslassen (6-mal wiederholen).

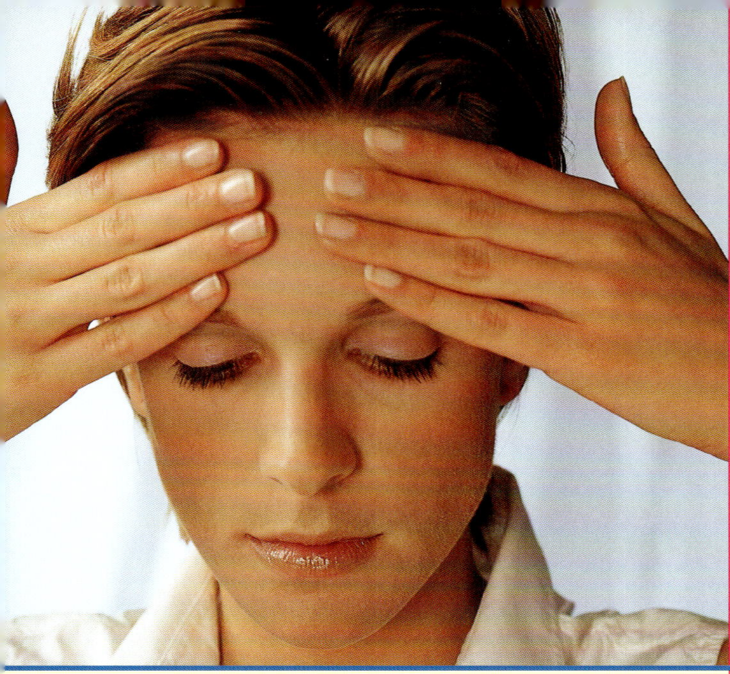

Die Stirnstreichung sorgt für Entspannung: Führen Sie Ihre Hände von der Mitte nach links und rechts auseinander.

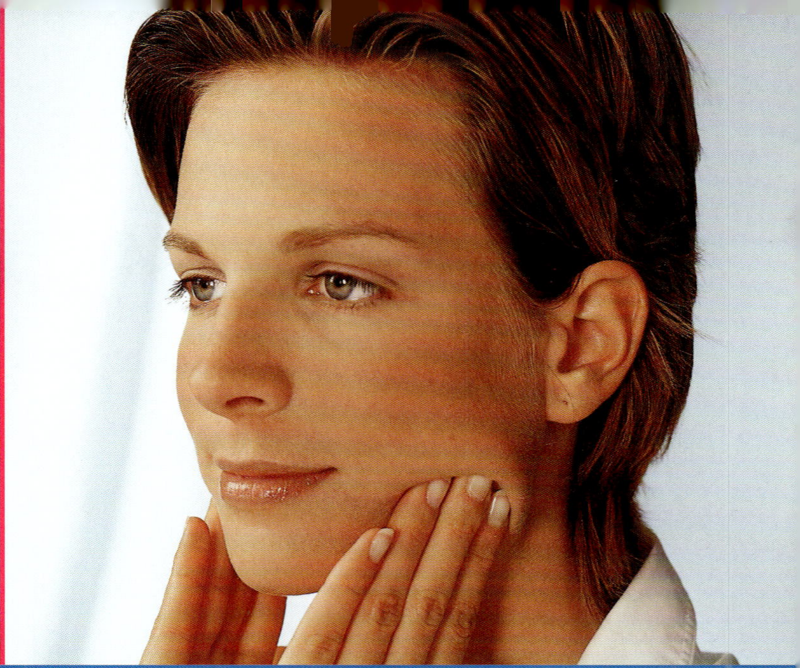

Zum Abschluss der Massage streichen Sie mit den Fingerspitzen vom Kinn aus über Ihre Konturen.

➤ Legen Sie nun beide Zeigefinger so zwischen Oberlippe und Nase, dass sich beide Finger mit den Spitzen in der Mitte treffen. Bringen Sie etwas Druck auf Ihre Finger und streichen Sie beide gleichzeitig nach außen zu den Wangen (10-mal).

➤ Jetzt legen Sie Ihre beiden Zeigefinger links und rechts neben die Nase, dort wo sich die so genannten Nasolabial-Falten bilden. Streichen Sie zunächst beide Finger gleichzeitig mit festem Druck auf und ab (6-mal wiederholen). Danach kneifen Sie das Gebiet mit Daumen und Zeigefinger: Führen Sie die Kneifbewegungen unterhalb der Augenpartie in Richtung Mundwinkel aus (3-mal wiederholen). Anschließend streichen Sie wieder mit flach aufliegenden Zeigefingern links und rechts neben der Nase (6-mal wiederholen).

➤ Nun kneifen und drücken Sie zunächst die Haut im Bereich der Nasenwurzel, danach über den Augenbrauen bis zu den Schläfen hin. Das regt die Durchblutung in diesen Bereichen an und glättet erste Stirnfalten (6-mal wiederholen).

➤ Um die Stirn danach wohltuend zu entspannen, streichen Sie mit den flach aufliegenden Fingerspitzen beider Hände von der Mitte nach links und rechts zum Haaransatz hin (10-mal).

➤ So wird die Wangenpartie intensiv stimuliert: Nehmen Sie wieder kleine Hautfalten zwischen Daumen und Zeigefinger und zupfen Sie das gesamte Gebiet mit schnellen Bewegungen (mindestens 20- bis 30-mal zupfen).

➤ Zur Beruhigung und Entspannung streichen Sie die Wangen mit flach aufliegenden Fingerspitzen von der Nase nach links und rechts zu den Ohren hin aus (10-mal wiederholen).

➤ Die Festigung der Gesichtskonturen bildet den Abschluss des Faceliftings: Nehmen Sie wieder kleine Hautfalten zwischen Daumen und Zeigefinger und kneten diese sanft durch, am Kinn beginnend nach oben zu den Ohren hin (3-mal).

➤ Abschließend legen Sie die Fingerspitzen am Kinn flach auf und streichen mit schnellen, reibenden Bewegungen in Richtung Ohren über Ihre Konturen (3-mal wiederholen).

Körper & Geist in Harmonie: Die Ayurveda-Massage

Typischer Fall von zu viel Vata: Hektik im Job, unregelmäßige Essenszeiten, Probleme mit dem Durchschlafen und immer wieder diese Lust auf Schokolade ... Wer vor lauter Stress ständig aus seiner inneren Balance gerät, braucht Streicheleinheiten aus dem Ayurveda, der indischen Gesundheitslehre mit Jahrtausende alter Tradition.

Die Energien im Gleichgewicht halten

Nach Auffassung der ayurvedischen Gesundheitslehre wirken in jedem Menschen drei unsichtbare, miteinander verbundene bioenergetische Kräfte: Vata, Pitta und Kapha. Diese drei Lebensenergien, Doshas genannt, kommen in jedem von uns in unterschiedlich starker Gewichtung vor. Sie entscheiden – je nachdem, welches Dosha am stärksten ausgeprägt ist – darüber, wie wir uns fühlen und wie wir beispielsweise mit Stress umgehen (siehe Infokasten Seite 63). Die Doshas sind gleichsam das Lebensgarn, aus dem wir gestrickt sind. Und da jeder Mensch mit einem individuellen Strickmuster auf die Welt gekommen ist, werden im Ayurveda nicht nur die drei Reinformen Vata, Pitta und Kapha voneinander unterschieden – sie kommen ohnehin nur äußerst selten in Reinform vor –, es wird vielmehr noch von sieben weiteren Konstitutionstypen ausgegangen, bei denen zwei, in Ausnahmefällen sogar alle drei Doshas dominieren. Leben wir im Einklang mit unserer inneren Natur, fühlen wir uns gesund und ausgeglichen. Doch häufig kommt es vor, dass unser persönliches Dosha-Programm aus dem Lot gerät, was wiederum Folgen für unsere körperliche, geistige und seelische Gesundheit nach sich zieht. Wie es dazu kommt? In erster Linie sind wir selbst es, die die empfindliche Balance unserer inneren Kräfte stören. Der Grund: Nach Auffassung des Ayurveda gebrauchen wir unsere Wahrnehmungsorgane Augen, Ohren, Nase und Mund – die „Antennen" der Doshas – häufig falsch. Wir überreizen oder überanstrengen sie oder aber stimulieren sie überhaupt nicht. Wenn Sie sich also zu viel Lärm aussetzen, Ihren Alltag ständig in Hektik bewältigen, zu wenig Wert auf gutes Essen legen und sich keine Erholung gönnen, setzen Sie sich einer ständigen Reizüberflutung aus. Kurzum: Sie sind im Stress! Und genau dieser Zustand bringt das empfindliche Gleichgewicht Ihrer Kräfte ins Wanken: Sie fühlen sich unwohl, sind gereizt, nervös und unausgeglichen. Hält dieser Zustand länger an, werden Sie vielleicht sogar krank.

Um das Gleichgewicht der Kräfte wiederherzustellen, gibt es im Ayurveda ein umfassendes Regenerationsprogramm mit Synchronmassagen – ausgeführt von zwei Therapeuten –, öligen Stirngüssen, heißen Dampfbädern und typgerechtem Essen, das Sie in Einzelbehandlungen oder als Kur genießen können. Haben Sie keine Zeit für eine mehrtägige Kur oder findet sich kein Ayurveda-Therapeut in Ihrer Nähe, dann greifen Sie doch einfach selbst einmal zu und probieren die folgende Ayurveda-Massage aus!

ÖLMASSAGE VON KOPF BIS FUSS

Ganz gleich, wie Sie aufgrund Ihrer persönlichen Konstitution in Stresssituationen reagieren, mit der hier beschriebenen Ölmassage können Sie ein Zuviel an Vata-, Pitta- oder Kapha-Energie in Balance bringen und sich sogar vor möglichen Entgleisungen schützen. Alles, was Sie dazu brauchen, ist ein wenig Ruhe und Zeit vor dem morgendlichen Duschen oder Baden und ein Öl, das auf Ihre Dosha-Konstellation einen ausgleichenden Einfluss ausübt.

SO WIRD'S GEMACHT

- Verteilen Sie zunächst das Öl auf Ihrem Körper, auch in den Haaren. Dann ist das Öl schon ein wenig in die Haut eingezogen, wenn Sie mit der Massage beginnen.
- Nachdem Sie alle Körperteile eingeölt haben, beginnen Sie, Ihre Kopfhaut wie beim Haarewaschen langsam zu massieren, und zwar vom vorderen Haaransatz über die Seitenpartien nach hinten bis zum Nacken.
- Nehmen Sie nun Ihre Ohrläppchen zwischen Daumen und Zeigefinger und streichen Sie sie mit sanften Auf- und Abwärtsbewegungen des Daumens.
- Danach legen Sie Ihre Finger auf die Stirn, so dass sich die Fingerspitzen auf der Stirnmitte treffen. Ziehen Sie die Finger mit leichtem Druck nach links und rechts auseinander, zu den Schläfen hin. An den Schläfen führen Sie kreisende Bewegungen aus.
- Lassen Sie dann Ihre Finger über die Wangen bis zum Kinn kreisen. Dort streichen Sie in Querrichtung von der Mitte des Kinns nach links und rechts bis zu den Ohren hin. Danach legen Sie beide Zeigefinger jeweils seitlich an die Nase und massieren sanft auf und ab.

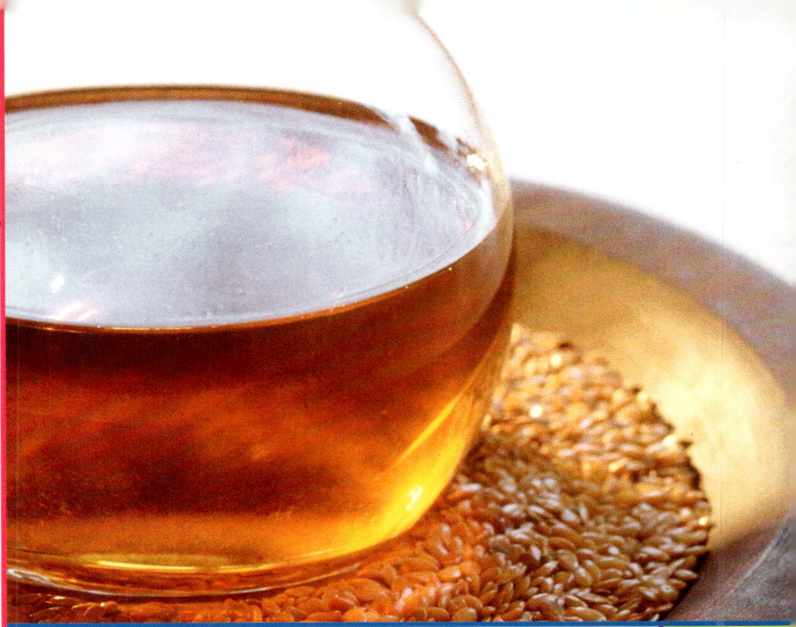

TIPP

Typgerechte Öle

- Für die meist trockene Haut der Vata-Menschen eignet sich am besten ein vorbehandeltes ayurvedisches Sesam-Massageöl, das es in Naturkostläden und Reformhäusern zu kaufen gibt. (Das normale Sesamöl, das in jedem Supermarkt erhältlich ist, hat einen zu starken Eigengeruch und eine sehr schmierige Konsistenz.) Sesamöl pflegt nicht nur die empfindliche Vata-Haut, es beeinflusst auch aufgrund seiner wärmenden und spannungslösenden Wirkungen das Vata-Dosha ausgleichend.
- Der hitzige Pitta-Typ braucht ein hochwertiges Kokosöl, das seine empfindliche Haut beruhigt und einen kühlenden Einfluss auf sein Dosha ausübt.
- Um den ruhigen Kapha-Typ ein wenig in Schwung zu bringen und die Tendenz zu öliger Haut zu verringern, eignen sich süßes Mandel- oder Jojobaöl am besten.

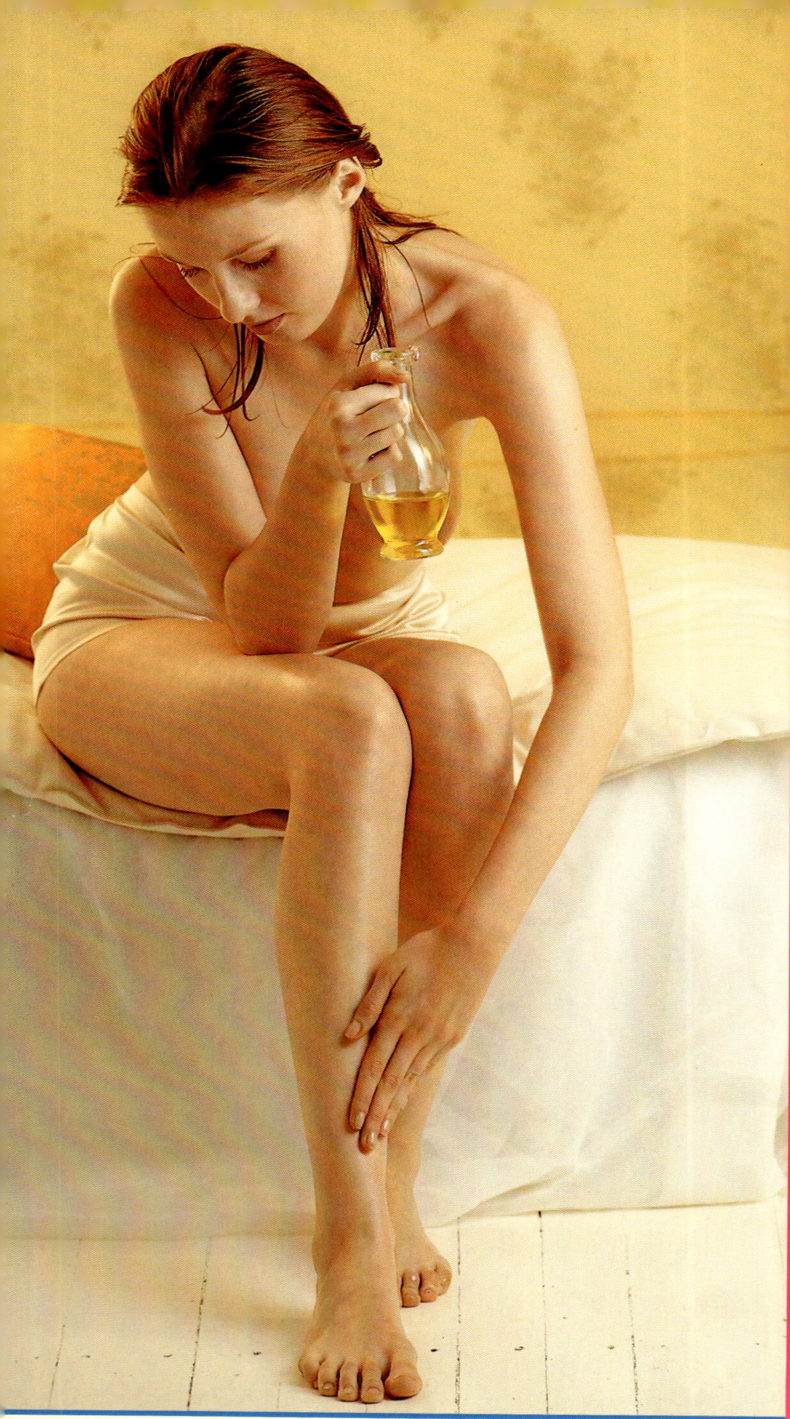

Verteilen Sie zunächst das Öl von oben bis unten auf Ihrem Körper. Und genießen Sie die Wirkung des „flüssigen Goldes".

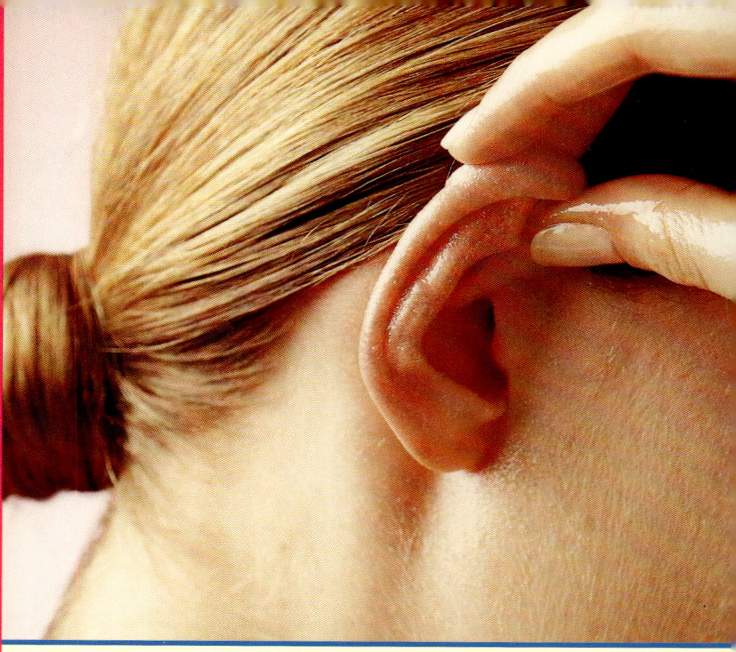

Schenken Sie Ihren Ohren besondere Aufmerksamkeit und streichen Sie sie sanft mit dem Daumen.

➤ Nun werden Nacken und Hals massiert: Dazu legen Sie beide Hände links und rechts auf die Schultern und streichen mit etwas Druck Richtung Haaransatz auf und ab. An der vorderen Halspartie nur sanft streichen, und zwar mit beiden Händen abwechselnd von unten, in Höhe der Schlüsselbeine, nach oben zum Kinn hin.

➤ Anschließend massieren Sie Ihre Arme mit leichtem Druck: Beginnen Sie am rechten Handgelenk und streichen kleine Kreise in die Haut, dann reiben Sie den Unterarm mit Auf- und Abwärtsbewegungen. Am Ellbogen kreisen Sie wieder, danach folgen die Streichungen des Oberarms. Am Schultergelenk massieren Sie kreisend, dann umfassen Sie jeden Finger einzeln und streichen langsam von den Fingernägeln zum Fingergelenk. Mit den gleichen Grifftechniken massieren Sie auch den linken Arm.

➤ Auf Dekolleté und Brust reiben Sie Kreise in die Haut, Frauen massieren um den Busen herum. Auf dem Brustbein führen Sie sanfte Auf- und Abwärtsbewegungen aus.

➤ Danach legen Sie Ihre rechte Hand flach auf den Bauch, während die linke seitlich ruht. Führen Sie mit der rechten Hand Kreisbewegungen im Uhrzeigersinn aus. Massieren Sie mit Ihrer Handfläche großflächige Kreise auf den Bauch. Später lassen Sie Ihre rechte Hand ruhen und führen mit der linken die Kreisbewegungen aus.

➤ Im Anschluss daran folgt die Massage im unteren Rückenbereich und am Po. Im Stehen legen Sie Ihre Handflächen auf den unteren Teil Ihres Rückens. Üben Sie etwas Druck auf Ihre Hände aus und streichen Sie sanft auf und ab. In gleicher Weise massieren Sie dann Ihren Po.

➤ Die Beinmassage können Sie im Sitzen ausführen. Massieren Sie an den Beinen ebenso wie an den Armen: Zuerst das rechte, dann das linke Bein mit sanften Auf- und Abwärtsbewegungen der Handfläche streichen, an den Fuß- und Kniegelenken kreisend massieren.

➤ Zum Schluss bekommen die Füße noch eine Portion Streicheleinheiten: Beginnen Sie mit dem rechten Fuß und legen Sie eine Hand auf den Fußrücken, die andere auf die Fußsohle. Streichen Sie nun sanft von den Zehenspitzen aufwärts bis zu den Knöcheln. Von dort lassen Sie Ihre Hände wieder zurückgleiten. Dann legen Sie beide Daumen nebeneinander in Höhe der Zehen auf und streichen in Richtung Ferse. Dort angekommen, lassen Sie die Daumen wieder leicht zurückgleiten. Stützen Sie nun den Fuß mit einer Hand, und massieren Sie jeden Zeh einzeln mit kleinen Streichungen von der Zehenspitze abwärts zum Zehengelenk. Danach ziehen Sie leicht an jedem Zeh. Die gleichen Handgriffe führen Sie auch an Ihrem linken Fuß aus.

➤ Nach der Massage sollten Sie ein Bad nehmen oder duschen. Genießen Sie das neue Körpergefühl und Ihre samtweiche Haut!

INFO

Welcher Typ sind Sie?

Der lockere Vata-Typ

- Schmaler, feingliedriger Körper, eher trockene Haut.
- Lebhaftes Temperament und rasche Auffassungsgabe bei gleichzeitiger Tendenz zu Vergesslichkeit.
- Neigt zu unregelmäßigen Ess- und Schlafgewohnheiten und ist meist sehr kälteempfindlich.
- Bei Stress ängstlich und nervös.

Der hitzige Pitta-Typ

- Relativ schlanke Statur, ebenmäßige Gesichtszüge mit rosiger, empfindlicher Haut und feinem, glatten Haar.
- Viel Energie, Mut zum Risiko und scharfer Intellekt, ist entscheidungsfreudig, ordnungsliebend.
- Große Hitze und schwüles Wetter mag er nicht.
- Bei Stress aggressiv und hektisch.

Der stabile Kapha-Typ

- Kräftige Statur, bei Frauen mit sehr weiblichen Rundungen. Glatte Haut mit Tendenz zu öligem Teint.
- Große Ausdauer, ruhiges Gemüt. Arbeitet langsam und methodisch, ausgezeichnetes Gedächtnis.
- Reagiert empfindlich auf feuchtkalte Witterung.
- Unter Druck schweigsam.

Stressheiler Akupressur

Spätestens dann, wenn der Stress auf den Magen schlägt oder Kopfschmerzen hervorruft, wenn Sie sich ständig überfordert oder sogar depressiv fühlen, ist der Zeitpunkt für intensive Heilmaßnahmen gekommen. Mit Akupressur erzielen Sie eine beruhigende oder anregende Wirkung, je nachdem was Sie brauchen, um innerlich wieder ins Lot zu kommen.

Fit durch Fingerdruck

Wenn regelmäßige Entspannungspausen und Wohlfühlmomente fehlen, arbeitet unser Körper ständig auf Hochtouren. Da heißt es aufgepasst! Denn: Laufen Stressreaktionen kontinuierlich und wochenlang ab, bleibt dies nicht ohne Folgen für den Organismus. Wer täglich stundenlang angestrengt in den Bildschirm des Computers starrt, braucht sich über müde, rote Augen nicht zu wundern. Und wem ständig private Sorgen und berufliche Probleme im Kopf herumschwirren, der reagiert häufig mit schmerzhaften Verspannungen im Schädelbereich. Länger andauernde Anspannung schwächt auch das Immunsystem, so dass die Infektanfälligkeit steigt, weil sich Krankheitskeime leichter vermehren können.

Bei diesen und anderen durch Stress hervorgerufenen Beschwerden greifen wir gerne zu Medikamenten, um die unangenehmen Reaktionen des Körpers möglichst schnell wieder auszuschalten. Doch Schmerztabletten, Verdauungshilfen oder Beruhigungsmittel sind oft gar nicht nötig, um wieder beschwerdefrei und ausgeglichener zu werden, ganz abgesehen davon, dass sie nicht die Ursachen der Beschwerden, sondern nur die Symptome bekämpfen. Deshalb: Lassen Sie die Tabletten einmal im Schrank und versuchen Sie es mit der Akupressur, denn der richtige Fingerdruck bringt das Qi, Ihre Lebensenergie, wieder ins Gleichgewicht.

DIE AKUPRESSUR-MASSAGE

Bei einer Akupressur-Behandlung müssen gar nicht viele Punkte gedrückt werden. Es genügt, nur diejenigen zu drücken, deren Wirkungen mit den jeweiligen Beschwerden im Zusammenhang stehen. Als Stressheiler bestens geeignet sind beispielsweise Druckpunkte, die den Organismus allgemein beruhigen, Kopfschmerzen lindern oder gestresste Augen wieder entspannen. Diese Akupressurpunkte befinden sich, wie alle anderen Punkte auch, an bestimmten Stellen auf den Meridianen, an denen das Qi leicht beeinflusst werden kann.

Da bei der Akupressur ausschließlich mit punktgenauem Druck gearbeitet wird, unterscheidet sich diese Technik grundlegend von der klassischen oder Reflexzonenmassage – es gibt keine fließenden Griffe, kein Kneten oder Reiben und es wird auch kein Öl verwendet. Und noch etwas ist bei der Akupressur wichtig: Richten Sie Ihre ganze Aufmerksamkeit auf den Punkt, den Sie gerade drücken. So fließt auch Ihre gedankliche Energie in diesen Bereich, was beim Heilen und Entspannen immer hilfreich ist.

NAMEN MIT WIRKUNG

Als die Akupressur entwickelt wurde, bekam jeder Punkt einen Namen, dem auch ein chinesisches Schriftzeichen zugeordnet ist. Bei dieser Namensgebung ließen die Heilkundigen keineswegs nur ihrer Fantasie freien Lauf. Sie brachten ihr Wissen über die genaue Lage sowie ihre Erfahrungen hinsichtlich der Wirkungsweise der einzelnen Punkte ins Spiel. Einige Namen sind wirksame mentale Verstärker beim Erreichen eines angestrebten Ziels: Wenn Sie zum Beispiel in Stresssituationen den Punkt „Meer der Energie“ gedrückt halten, sich den Namen immer wieder leise vorsagen und sich gleichzeitig dabei vorstellen, wie Sie in einem Meer voll sprudelnder Energie baden, dann hilft Ihnen nicht nur das Drücken des Punktes, die heilende Wirkung herbeizuführen, sondern auch Ihre innere Vorstellungskraft.

SCHNELLE HILFE BEI KOPFSCHMERZEN

➤ Der „Sonnenpunkt“ an den Schläfen hilft wirksam bei Kopfschmerzen, Schwindel und geistiger Überlastung. Er liegt links beziehungsweise rechts in der Schläfengrube, etwa einen Zentimeter neben dem Ende der Augenbrauen. Halten Sie den Punkt drei bis vier Minuten lang mit Mittel- und Zeigefinger gedrückt.

➤ Sobald Sie Ihre „Tore des Bewusstseins“ akupressieren, verschwindet jeder Spannungsschmerz aus Kopf und Nacken. Legen Sie dazu beide Daumen am Hinterkopf unterhalb der Schädelbasis auf die, je nach Größe des Kopfes, fünf bis acht Zentimeter auseinander liegenden Punkte. Neigen Sie dazu Ihren Kopf etwas nach hinten und schließen

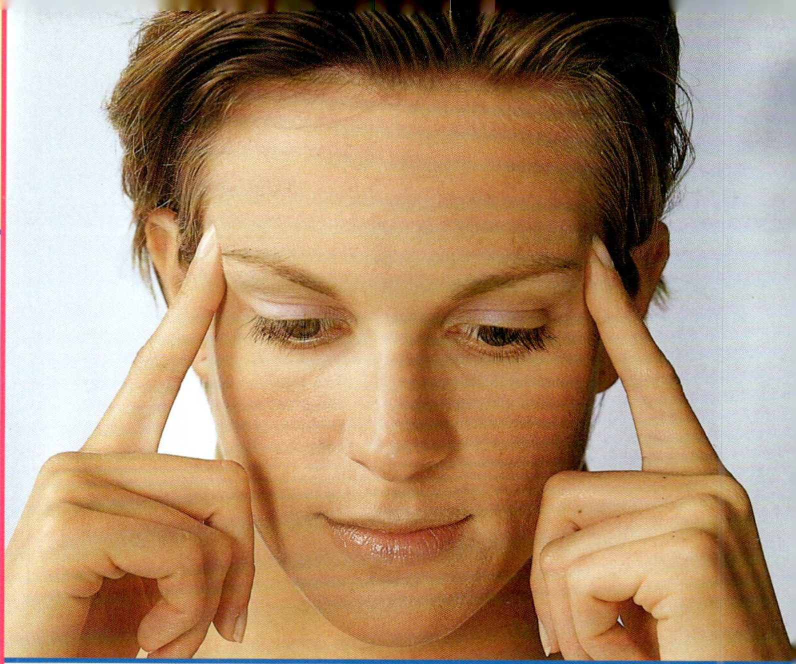

Das Drücken des „Sonnenpunktes“ an den Schläfen hilft bei Kopfschmerzen.

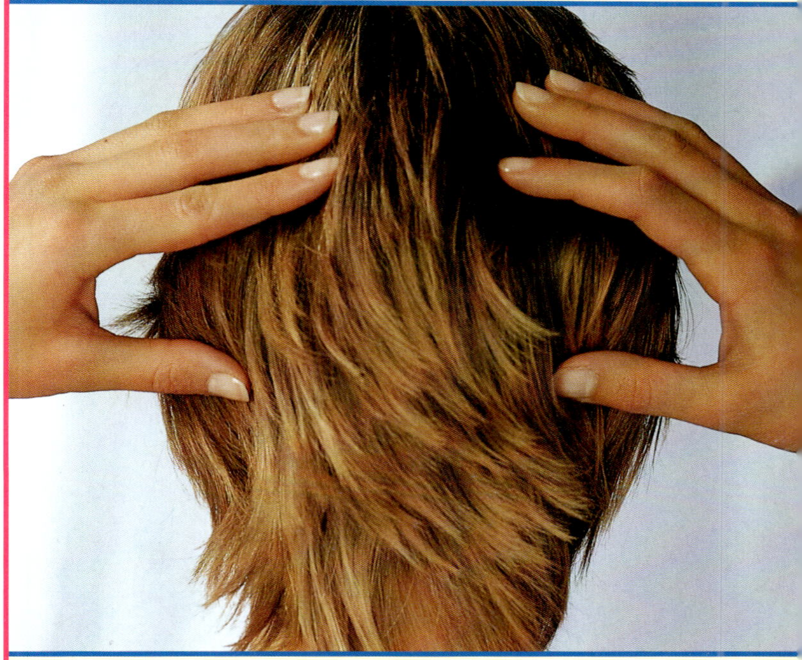

Das Akupressieren der „Tore des Bewusstseins“ vertreibt Schmerzen im Bereich von Kopf und Nacken.

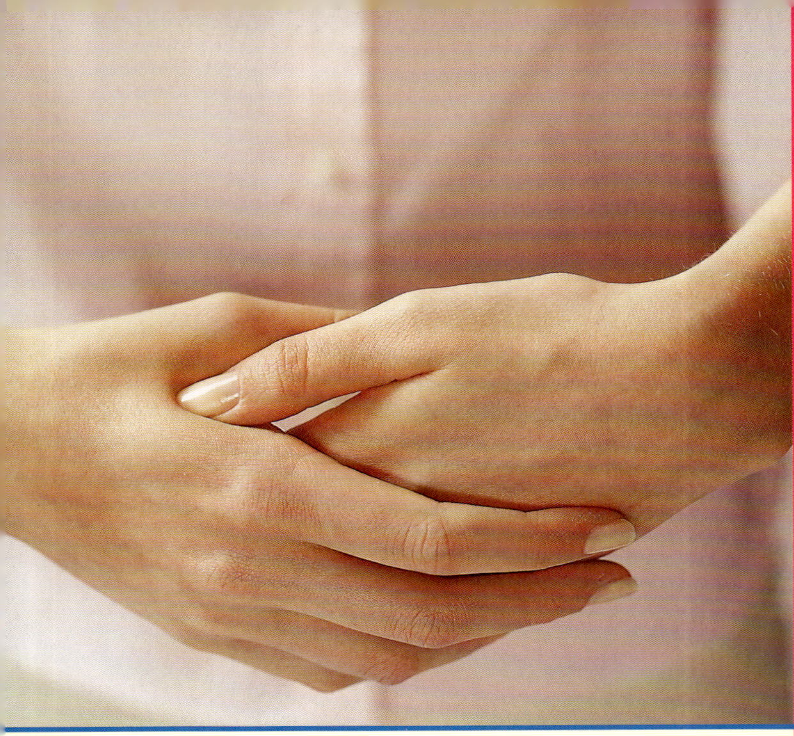

Druck auf die „Verbindung mit dem Tal" lindert akute Zahn-, Kopf- oder Rückenschmerzen.

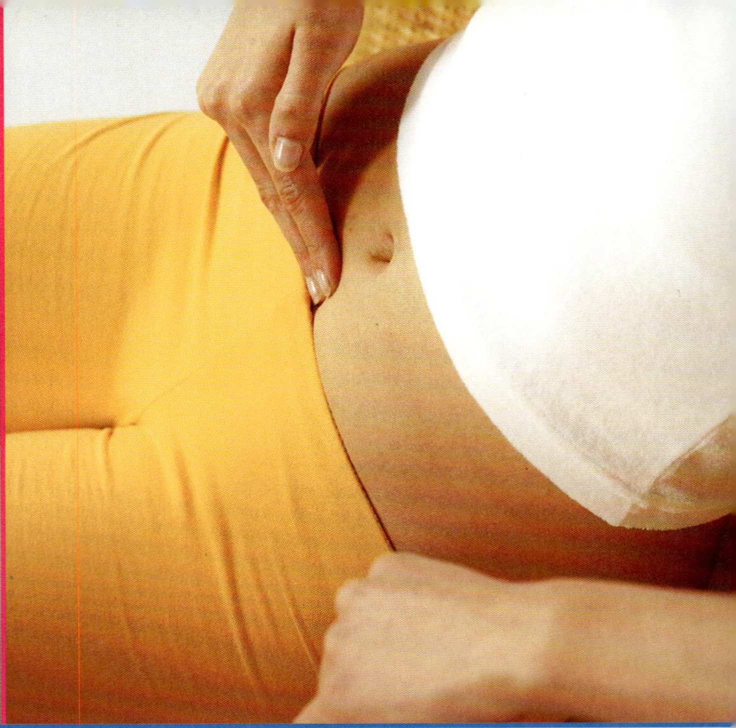

Für neue Energie wird der Punkt „Meer der Energie" mit Zeige- und Mittelfinger drei bis fünf Minuten lang gedrückt.

Sie Ihre Augen. Drücken Sie ein bis zwei Minuten lang kräftig nach oben in Richtung Schädelbasis. Atmen Sie dabei langsam und tief.

➤ Ob Zahn-, Kopf- oder Rückenschmerzen: Die „Verbindung mit dem Tal" ist ein hochwirksamer Anti-Schmerz-Punkt, der bei akuten Schmerzzuständen im Körper gedrückt werden kann. Aber Vorsicht: Wenn Sie schwanger sind, sollten Sie diesen Punkt nicht drücken, denn seine Stimulierung kann vorzeitige Wehen auslösen! Der Punkt befindet sich in der Hautfalte zwischen Daumen und Zeigefinger auf den Handrücken beider Hände. Legen Sie zunächst Ihre rechte Hand auf die linke und drücken Sie mit dem Daumen der linken Hand auf den Bereich zwischen Daumen und Zeigefinger. Richten Sie den Druck gegen den Knochen, der am Zeigefinger anschließt. Dieser Punkt wird vermutlich sehr sensibel reagieren und schmerzen, dennoch sollten Sie ihn eine Minute lang fest gedrückt halten.

SCHNELLE HILFE ZUR BERUHIGUNG DER NERVEN

➤ Der Akupressurpunkt mit dem klangvollen Namen „Meer der Energie" liegt etwa drei Finger breit unterhalb des Nabels. Wann immer die Wellen hochschlagen und Sie, egal ob beruflich oder privat, von Stress überrollt zu werden drohen – halten Sie diesen Punkt drei bis fünf Minuten lang mit Zeige- und Mittelfinger gedrückt. Das beruhigt und bringt neue Energie.

➤ Als „Himmlische Säule" erweist sich der Akupressurpunkt, der sich einen Fingerbreit unterhalb der Schädelbasis auf den Muskelsträngen einen Zentimeter links und rechts von der Wirbelsäule befindet. Üben Sie drei Minuten lang mit den Zeigefingern auf beide Punkte gleichzeitig Druck aus, und Ihre Nerven beruhigen sich augenblicklich.

➤ Haben Sie den „Punkt des Dritten Auges" gefunden, der sich genau zwischen den Augenbrauen in der Vertiefung von Nasen-

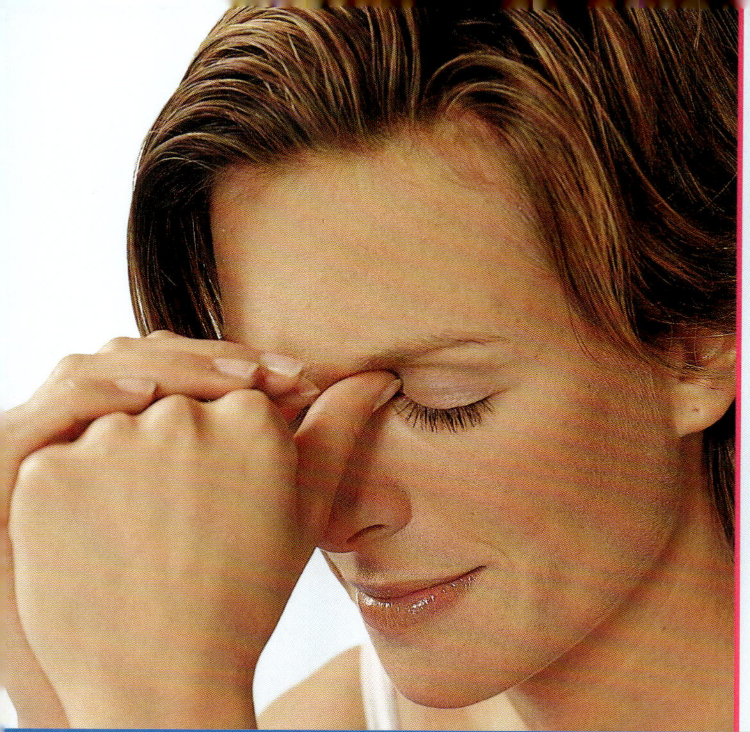

Hilft bei müden Augen: Augen schließen und mit beiden Daumen den Punkt „Bambusbohren" drücken.

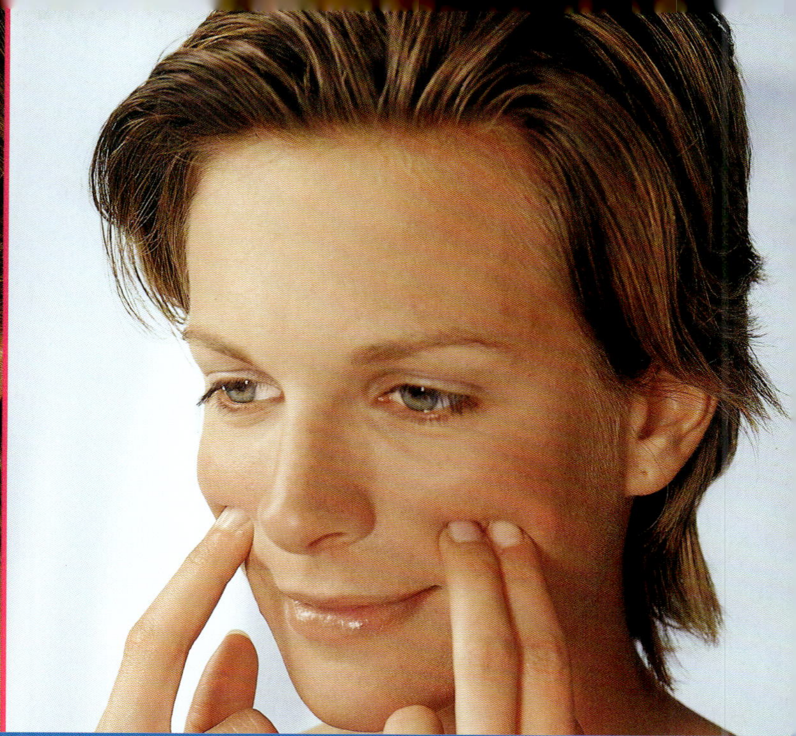

Schon der Name des Punktes verspricht wunderbare Wirkungen: „Schönheit des Antlitzes" lässt das Gesicht erstrahlen.

wurzel und Stirn befindet, und üben Sie dort mit dem Mittelfinger drei Minuten lang Druck aus, müssen Sie nur noch die Augen schließen; Ruhe und Gelassenheit durchströmen den ganzen Körper. Genießen Sie das dabei entstehende Wohlgefühl.

SCHNELLE HILFE FÜR ÜBERANSTRENGTE AUGEN

➤ Wenn Sie stundenlang am Bildschirm arbeiten, lange Auto fahren oder viel lesen, müssen Ihre Augen Schwerstarbeit leisten. Aber auch Luftverschmutzung und Müdigkeit machen unseren Sehorganen oftmals schwer zu schaffen. In diesem Fall bringt der Punkt „Bambusbohren" schnelle Abhilfe. Legen Sie dazu beide Daumen an den oberen Rand der Augenhöhlen in der Nähe der Nasenwurzel. Nun drücken Sie Ihre Daumen nach oben in die Vertiefungen der Augenhöhlen. Halten Sie den Druck eine Minute lang – schließen Sie währenddessen Ihre Augen und atmen Sie tief ein und aus.

➤ Etwa einen Zentimeter unterhalb der Augenhöhle in einer Vertiefung der Wange befindet sich der Punkt „Vier Weiße", der bei brennenden und trockenen Augen wirksame Abhilfe schafft. Legen Sie die Fingerspitzen Ihrer Zeigefinger unterhalb der Augenhöhle genau in die Mitte Ihrer Wangen. Mit geschlossenen Augen üben Sie eine Minute lang leichten Druck aus.

➤ „Schönheit des Antlitzes" ist ein Punkt, der nicht nur müde Augen wieder in frischem Glanz erstrahlen lässt, sondern auch das ganze Gesicht. Außerdem hilft das Drücken dieses Punktes, wenn Sie einen erhöhten Druck auf den Augen spüren. Er befindet sich links und rechts genau in der Mitte des unteren Wangenknochenrands. Drücken Sie mit den Fingerspitzen Ihrer Mittelfinger beide Punkte gleichzeitig eine Minute lang. Schließen Sie Ihre Augen und atmen Sie ganz entspannt ein und aus.

Reflexzonenmassage gegen Verspannungen

Der Rücken schmerzt und keiner ist da, um Ihnen die Verspannungen wegzumassieren? Dann rücken Sie den Beschwerden doch einfach mit Händen und Füßen zu Leibe: Mit ein paar Streicheleinheiten an richtiger Stelle schalten Sie die Schmerzen aus und kurbeln das Wohlbefinden an.

Entspannen mit Hand und Fuß

Die Amerikanerin Eunice Ingham kam 1938 auf den damals originellen Gedanken, dass sowohl die Hände als auch die Füße ein verkleinertes Abbild des gesamten Körpers und seiner Organe sind. Mit punktgenauer Kenntnis der Hände und Füße, die sie sich aufgrund ihrer langjährigen Erfahrung als Masseurin erworben hatte, entwickelte sie nicht nur einen interessanten Lageplan der Zonen, sondern auch eine spezielle Massagetechnik, um die inneren Organe und Organsysteme heilend zu beeinflussen. Jahre später griff die in Deutschland praktizierende Masseurin Hanne Marquardt diese bahnbrechende Idee auf und führte auch bei uns die Reflexzonentherapie ein.
Seither steht uns ein wirksames natürliches Selbsthilfemittel zur Verfügung, das uns vor allem in Stresssituationen vor schmerzhaften Verspannungen bewahrt, und das ohne großen Aufwand. Sowohl das Wissen über die genaue Lage der Zonen als auch die Grifftechniken sind leicht zu erlernen und besonders im Falle der Handmassage überall anwendbar. Ob im Büro, in der U-Bahn oder beim Fernsehen: Mit einer Hand- oder Fußmassage haben Verspannungen keine Chance mehr! Und wenn Sie doch einmal unter Schmerzen leiden, die aufgrund stundenlanger Dauer- und Fehlbelastungen einzelner Muskelpartien entstanden sind, hilft auch dagegen der richtige Druck auf die entsprechenden Reflexzonen.

DIE REFLEXZONENMASSAGE AN DEN HÄNDEN

Bei der Handmassage geht es zunächst darum, die Zonen und damit die inneren Körperfunktionen allgemein zu beruhigen oder zu stimulieren. Dann erst werden einzelne Stellen intensiver bearbeitet. Massiert wird im Wesentlichen mit den bereits bekannten Grifftechniken der klassischen Massage, also Streichen und Reiben. Die Knetungen entfallen bei der Reflexzonenmassage, dafür kommt aber die Technik des punktuellen Drückens, der Sedierungsgriff, hinzu: Mit der Daumenspitze halten Sie den betroffenen Reflexpunkt mehrere Sekunden lang fest gedrückt, lassen dann im Druck nach und massieren danach an anderer Stelle weiter (siehe dazu auch den Infokasten rechts). Da die Reflexzonen an den Händen tiefer in den Hautschichten verborgen liegen als die an den Füßen, müssen Sie an den Händen mit stärkerem Druck arbeiten, um eine Wirkung zu erzielen. Zum Massieren brauchen Sie kein Öl, denn ein Gleitmittel würde nicht nur das Auffinden der Zonen erschweren, sondern auch Wirkungen in den Reflexzonen hervorrufen, die nicht beabsichtigt sind. Allerdings können Sie Ihre Finger nach der Massage mit einem Beruhigungsölbad verwöhnen.

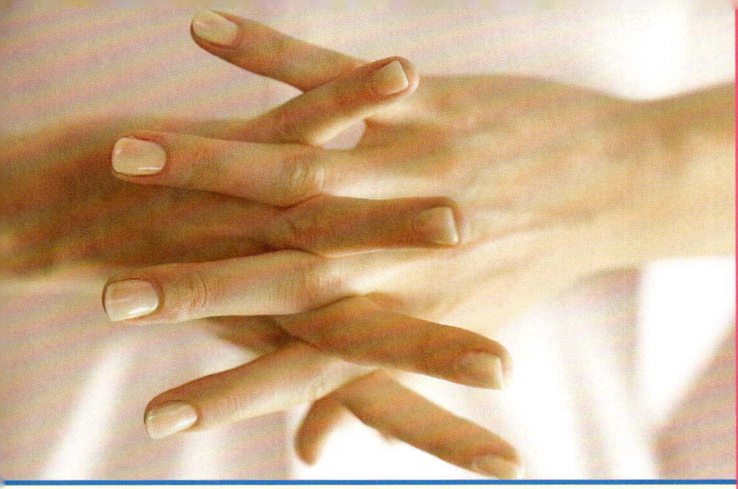

Das schnelle Reiben der Fingerzwischenräume regt den Lymphfluss an.

SO WIRD'S GEMACHT

➤ Reiben Sie zunächst beide Handflächen fest aneinander, damit Ihre Hände schön warm und die Reflexzonen gut durchblutet werden.

➤ Danach spreizen Sie die Finger der einen Hand und legen die Finger der anderen Hand in die Zwischenräume. Reiben Sie die Hand mit schnellen Auf- und Abwärtsbewegungen mindestens 20-mal, wobei die Schwimmhäute stets in Kontakt mit den Fingern der anderen Hand bleiben. Dort befinden sich die Reflexzonen für die Lymphe, die Sie durch das Reiben intensiv anregen. Anschließend massieren Sie auch die andere Hand mit den gleichen Reibungen.

➤ Jetzt folgt die Massage der Handinnenfläche, auf der sich im Wesentlichen die Reflexzonen für die Nieren und für das Verdauungssystem befinden. Massieren Sie zunächst Ihre rechte, dann die linke Hand: Legen Sie den Daumen unterhalb der Fingergelenke in Höhe des kleinen Fingers auf und stabilisieren Sie Ihre Hand mit den übrigen Fingern. Bringen Sie etwas Druck auf den Daumen und streichen Sie ihn in Querrichtung von der Außenseite nach innen Richtung Zeigefinger. Mit diesen quer verlaufenden Streichungen massieren Sie Ihre gesamte Handfläche, bis Sie am Handgelenk angekommen sind.

INFO

Dos and Don'ts in der Reflexzonenmassage

➤ Beginnen Sie die Massage der Zonen immer am rechten Fuß beziehungsweise an der rechten Hand. Der Grund: Auf der rechten Körperseite machen sich die akuten Probleme bemerkbar, auf der linken befinden sich die Zonen der chronischen Probleme.

➤ Benutzen Sie immer nur Ihre Daumen oder Handflächen als Massagewerkzeuge, niemals Ihre Fingerknöchel. Dort haben Sie keinerlei Gefühl dafür, wie intensiv Sie eine Zone behandeln.

➤ Treten beim Berühren der Reflexzonen Schmerzen auf, sollte nicht an der Schmerzgrenze weiterbehandelt werden. Um einen schmerzenden Punkt zu behandeln, wird in der Reflexzonenmassage ein *sedierender Griff* angewendet, der das Gebiet beruhigt und die Schmerzen allmählich zum Verschwinden bringt. Dazu verweilt man mit der Daumenkuppe so lange mit festem Druck auf dem schmerzenden Punkt, bis der Schmerz abgeklungen und nur noch der Druck des Daumens zu spüren ist.

➤ Bei Schwangeren sollte nur mit äußerster Vorsicht massiert werden. Bei einer Risikoschwangerschaft besteht an den Füßen sogar absolutes Massageverbot. Durch das Behandeln bestimmter Reflexzonen können vorzeitige Wehen ausgelöst werden.

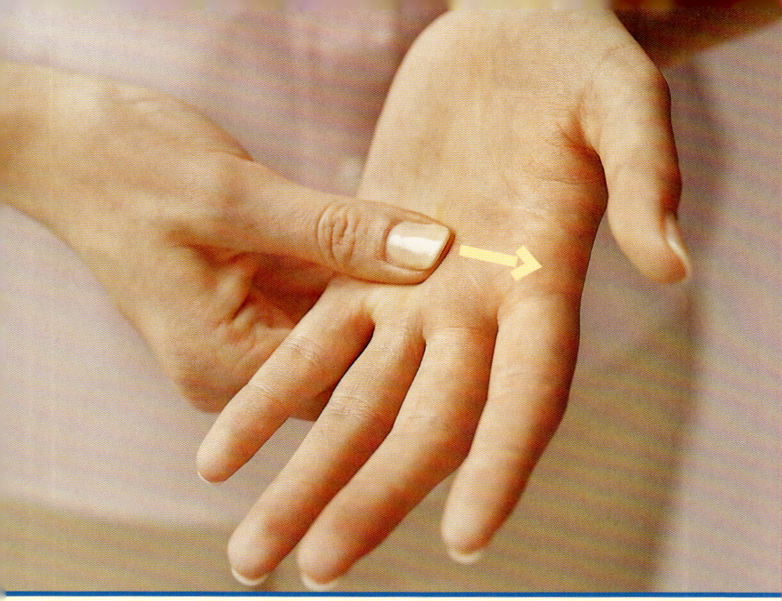

Streichen Sie bei der Massage der Handinnenfläche mit dem Daumen in Querrichtung von außen nach innen.

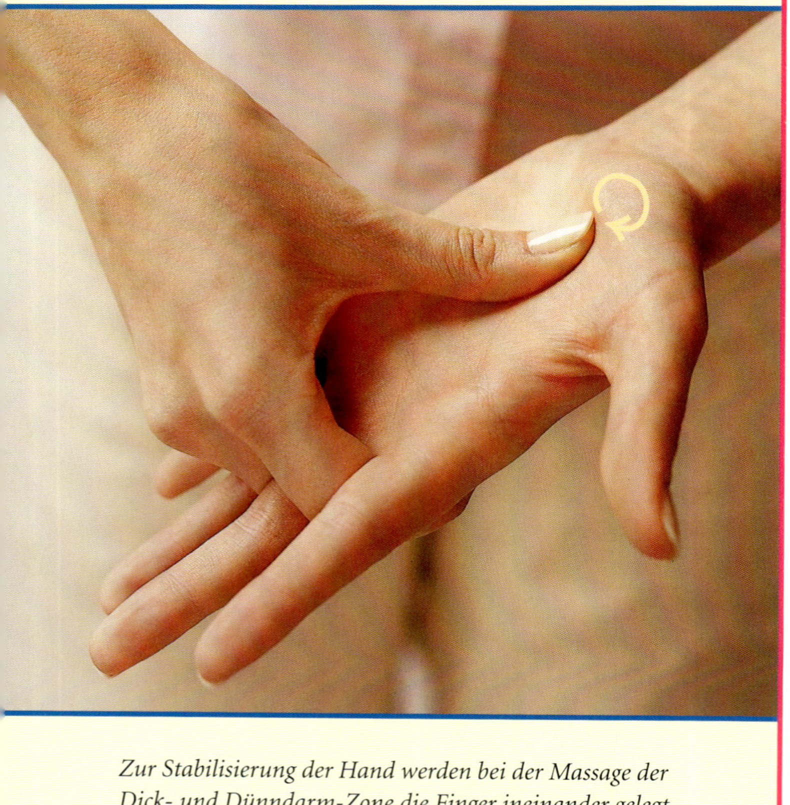

Zur Stabilisierung der Hand werden bei der Massage der Dick- und Dünndarm-Zone die Finger ineinander gelegt.

➤ Anschließend reiben Sie mit dem Daumen kleine Kreise auf die Handfläche, wobei Sie Ihre Finger ineinander legen, um die Hand besser zu stabilisieren (mindestens 10 Kreise pro Hand). Diese Massage der Dick- und Dünndarm-Zone beruhigt einen nervösen Magen, fördert die Verdauung und lindert Blähungen.

➤ Dauerstress führt oft zu bohrenden Kopfschmerzen, weil das empfindliche Gefüge am Übergang von der Halswirbelsäule zum Schädel durch muskuläre Verspannungen gestört ist. Die Massage der entsprechenden Reflexzonen, die sich an den beiden Außenkanten der Daumen befinden, entkrampft die Muskulatur in diesem Bereich, so dass die Schmerzen nachlassen und Sie wieder aufatmen können. Allerdings verspüren Sie in den Reflexzonen selbst auch einen stechenden Schmerz – ein sicheres Zeichen, dass Sie an richtiger Stelle für Abhilfe sorgen.

Nehmen Sie zunächst den rechten Daumen zwischen Zeigefinger und Daumen der linken Hand. Legen Sie Ihre Daumenkuppe unterhalb des Fingernagels auf die Außenkante des Daumens. Nun reiben Sie kleine Kreise entgegen dem Uhrzeigersinn auf die Haut, schieben den Daumen ein Stückchen nach unten und reiben wieder mindestens zehn Kreise auf diesen Hautbereich. Sobald Sie am unteren Daumengelenk angekommen sind, lassen Sie den linken Daumen sanft nach oben gleiten und reiben abermals langsam von oben nach unten. Haben Sie eine besonders schmerzende Stelle entdeckt, halten Sie mit dem Kreisen inne und wenden Sie den *sedierenden Griff* (siehe Seite 69) an: Üben Sie nur Druck auf diese Hautzone aus, und zwar so lange, bis der Schmerz deutlich nachlässt und sich das betroffene Gebiet beruhigt. Danach reiben Sie wieder kreisend an anderer Stelle weiter (pro Daumen insgesamt 3-mal wiederholen).

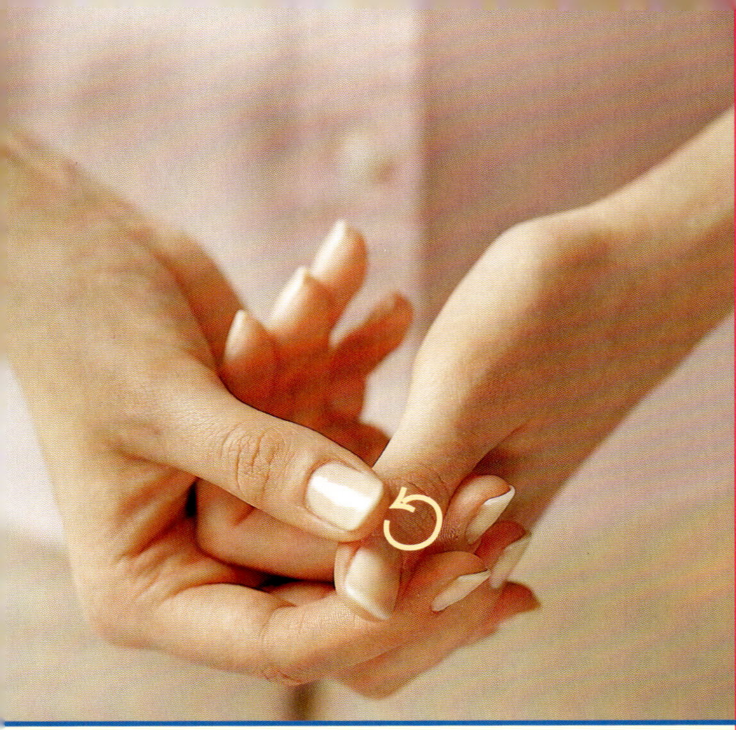

Die Massage der Reflexzonen an den Außenkanten der Daumen hilft bei Kopfschmerzen.

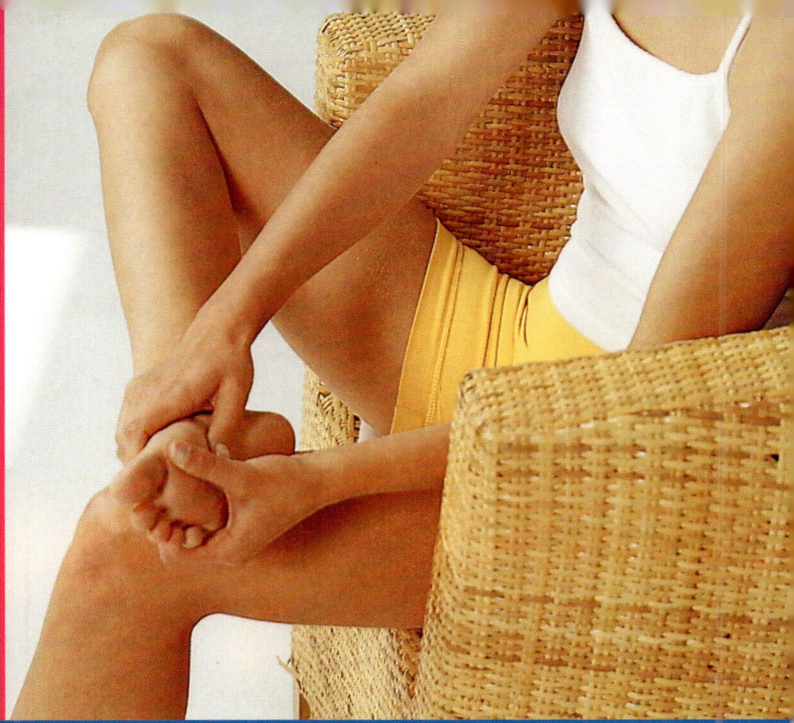

Eine Reflexzonenmassage an den Füßen erfrischt nach einem anstrengenden Tag.

ÜBER DIE FINGERSPITZEN DAS GEHIRN BERUHIGEN

Gehören Sie auch zu den Menschen, die in Stresssituationen vor Nervosität ihre Finger bearbeiten, indem sie an den Nagelfalzhäutchen knabbern? Dadurch sehen die Fingernägel nicht nur ungepflegt aus, Sie stimulieren damit auch ständig die Reflexzonen Ihres Gehirns, was Sie mit Sicherheit noch nervöser macht. Hier hilft ein Fingerbad, das sowohl kleine Wunden heilt und für schöne Fingernägel sorgt als auch die Reflexzonen und damit Ihre Schaltzentrale im Kopf beruhigt. Für ein Fingerbad brauchen Sie drei Esslöffel Mandel- und zwei Esslöffel Jojobaöl, in das Sie jeweils einen Tropfen Römische Kamille, Lavendel-, Melissen- und Rosenöl träufeln. Die Mischung verrühren und die Fingerspitzen fünf Minuten lang darin baden. Mit dieser Ölmischung können Sie anschließend auch Ihre Hände einreiben, das hat auf den ganzen Organismus eine herrlich entspannende Wirkung.

DIE REFLEXZONENMASSAGE AN DEN FÜSSEN

Nach einem anstrengenden Tag, an dem Sie die ganze Zeit auf den Beinen waren oder lange am Schreibtisch gesessen sind, tut eine Fußreflexzonenmassage besonders gut. Und wenn noch dazu Kopf und Rücken schmerzen, dann ist es ohnehin höchste Zeit für eine heilsame Behandlung. Setzen Sie sich also bequem hin und gönnen Sie Ihren strapazierten Füßen eine längst fällige Auszeit mit Wohlfühlgarantie.

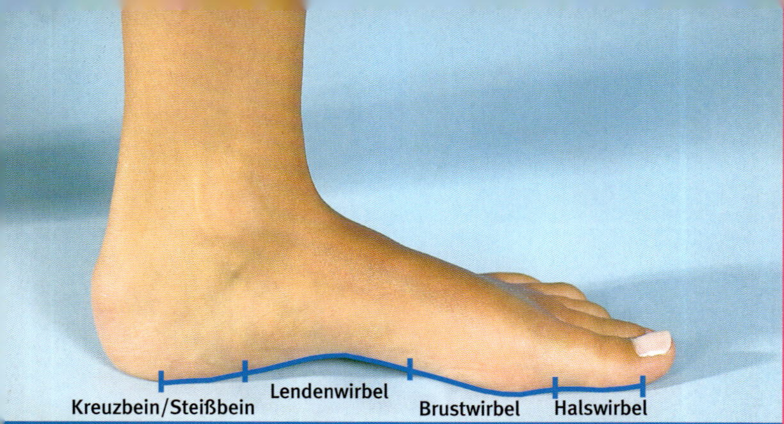

INFO

Rücken-Relax durch die Füße

- Da sich eine falsche Körperhaltung ebenso wie Dauerstress häufig am Rücken schmerzhaft bemerkbar machen, wirkt eine Fußmassage der Zonen für die Wirbelsäule äußerst entspannend.
- Die Zonen für die einzelnen Wirbelsäulenabschnitte befinden sich am inneren Fußgewölbe sowohl am rechten als auch am linken Fuß: Im oberen Bereich, also vom ersten Gelenk der großen Fußzehe bis zum Zehengrundgelenk, liegt der Abschnitt, der unserer Halswirbelsäule entspricht. Daran anschließend folgt die Zone der Brustwirbelsäule, und zwar vom Zehengrundgelenk abwärts entlang des ersten Mittelfußknochens bis zu einem deutlich spürbaren Knochenvorsprung, dem Kahnbein. Hieran schließt die Zone des Lendenwirbelbereichs an, die vom Kahnbein in Richtung Fersenende verläuft und leicht nach oben gewölbt ist. Den Abschluss bildet die Zone des Kreuz- und Steißbeins.
- Widmen Sie beim Massieren Ihren Problemzonen spezielle Aufmerksamkeit und massieren Sie dort intensiver.

Beginnen Sie mit dem rechten Fuß und führen Sie dann alle Grifftechniken in der beschriebenen Reihenfolge auch am linken Fuß aus.

SO WIRD'S GEMACHT

➤ Nehmen Sie für die Behandlung den rechten Fuß im Sitzen auf den linken Oberschenkel. Dann legen Sie die eine Hand auf die Fußsohle, die andere auf den Fußrücken. Streichen Sie nun in rascher Abfolge mit beiden Händen über die Füße. Das macht sie schön warm und regt die Durchblutung an.

➤ Um Nacken und Rücken zu entspannen, massieren Sie die Hauptzone für die Wirbelsäule, die entlang der beiden Längsgewölbe an den Fußinnenseiten verläuft (siehe Abbildung links). Sie beginnen am rechten Fuß mit der Raupengang-Technik, und zwar vom großen Zeh abwärts bis zur Ferse. Dazu legen Sie Ihren Daumen am mittleren Knochengelenk des großen Fußzehs auf die Haut, üben Druck aus, streichen ihn ohne Druck ein wenig weiter und üben erneut Druck aus. Mit diesem abwechselnden Drücken-Streichen-Drücken arbeiten Sie sich nun millimeterweise von oben nach unten entlang des Längsgewölbes vor.

➤ Danach massieren Sie die Wirbelsäulen-Zone nochmals, diesmal aber mit der Grifftechnik des Reibens. Damit können Sie kleinste Muskelverhärtungen oder kristalline Ablagerungen aufspüren und wegmassieren: Mit Ihrem Daumen reiben Sie spiralförmige Kreise auf die Haut, und zwar vom ersten Gelenk der großen Zehe nach unten in Richtung Ferse. Sobald Sie einen schmerzenden Punkt ertastet haben, hören Sie mit dem Kreisen auf und halten die Stelle mit festem Daumendruck so lange gedrückt, bis der Schmerz deutlich nachlässt. Danach fahren Sie mit den Reibungen entlang der Zone für die Wirbelsäule fort (3-mal wiederholen).

➤ Anschließend massieren Sie die Zone für Ihr Verdauungssystem, das bei Stress ebenfalls häufig in Mitleidenschaft gezogen wird. Sie befindet sich in der unteren Hälfte der Fußsohle. Massieren Sie diesen Bereich langsam mit kreisenden Daumenbewegungen (mindestens 20 Kreise auf jedem Fuß).

➤ Mit dem Daumen streichen Sie nun langsam und mit festem Druck jeden Zeh einzeln von der Zehenspitze bis zum unteren Gelenk (pro Zeh 3-mal streichen). Damit beseitigen Sie Spannungen im gesamten Kopf- und Gesichtsbereich.

➤ Geben Sie auch Ihrer Lymphe einen Kick, um Stauungen zu beseitigen, denn bei chronischer Anspannung kann die Lymphflüssigkeit im Körper nicht mehr richtig zirkulieren. Dazu zupfen Sie Ihre Schwimmhäute zwischen den Zehen (ausgehend vom großen Zeh in Richtung kleinem Zeh) kräftig mit Zeigefinger und Daumen (pro Zwischenraum 3-mal).

➤ Zum Schluss streichen Sie den Fuß mit einer Grifftechnik, die es in dieser Form nur in der Reflexzonenmassage gibt: An der Innenkante des Fußes streichen Sie von den Zehen abwärts in Richtung Ferse, während Sie mit der anderen Hand an der Außenkante des Fußes umgekehrt, also von der Ferse in Richtung Zehen streichen. Diese gegengleich ausgeführte Grifftechnik unterstützt den natürlichen Energiefluss, denn an der Körperinnenseite fließt die Energie von den Füßen zum Kopf und an der Körperaußenseite vom Kopf zu den Füßen hin.

➤ Mit den gleichen Griffen behandeln Sie nun auch Ihren linken Fuß.

➤ Als krönenden Abschluss belohnen Sie Ihre Füße mit einem wohlig warmen Fußbad – das vertreibt auch die letzten Reste von Stress und innerer Anspannung.

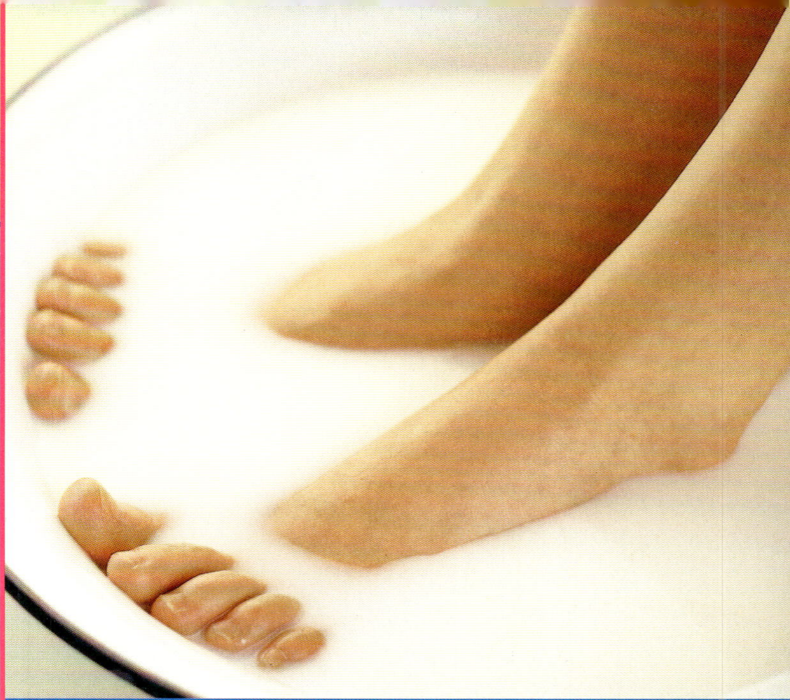

REZEPT

Fußbad mit Rosenduft und Sahne

➤ Die spannungslösende Wirkung der Fußreflexzonenmassage wird durch ein Fußbad verstärkt. Baden Sie die Füße in samtig weichem Sahnewasser mit betörendem Rosenduft.

➤ Sie brauchen:

1 Tasse süße Sahne
2 Tropfen Rosenöl
2 Tropfen Rosenholzöl
2 Tropfen Rosengeranienöl

➤ Ätherische Öle in die Sahne träufeln. Die Sahne-Öl-Emulsion in eine Schüssel gießen und warmes Wasser hineinlaufen lassen. Dann dürfen die Füße zehn Minuten lang das warme Bad genießen.

Energie-Kick im Job: Die Shiatsu-Massage

Spätestens um 12 Uhr mittags im Büro: Die Konzentration lässt rapide nach, die Energie ist auf dem Nullpunkt angekommen und Erschöpfung macht sich breit. Die beste Zeit, um mit anregenden Grifftechniken aus dem japanischen Shiatsu den müden Geist wieder auf Trab zu bringen.

Entspannung direkt am Schreibtisch

Mit langsamen, aber kräftigen Bewegungen gleiten die Hände des Masseurs über Rücken, Schultern und Arme des Angestellten. Dieser sitzt auf seinem um 180 Grad gedrehten Bürostuhl am Schreibtisch, mit den Armen stützt er sich bequem auf der Rückenlehne ab. Das Telefon klingelt, auf dem Bildschirm des PCs treffen E-Mails ein. Doch dafür hat der Mitarbeiter jetzt keine Zeit, denn 20 Minuten lang sorgt ein professioneller Büromasseur für eine wohltuende Relax-Pause. – Eine Zukunftsvision? Ganz und gar nicht, denn es gibt sie durchaus: Firmen, die sich einen solchen Wohlfühl-Service leisten, um die Konzentration und Leistungsfähigkeit ihrer Mitarbeiter zu verbessern, Ausfälle wegen Krankheit zu verhindern und damit die Qualität ihrer Arbeit zu steigern. Tatsache ist, dass entspannende Streicheleinheiten am Arbeitsplatz eine besondere Wohltat sind. Denn sie verhindern, dass die täglichen Anforderungen in Stress ausarten und zu körperlichen Verspannungen oder geistigen Blockaden führen. Auch vor Prüfungen und wichtigen Terminen ist eine Massage ein wirksames Mittel, um klar denken und konzentriert arbeiten zu können. Doch was tun, wenn die Firma diesen Luxus nicht bietet, Sie aber einen Energie-Kick gebrauchen könnten? Probieren Sie die Shiatsu-Büromassage aus!

DIE SHIATSU-BÜROMASSAGE

Insbesondere der Nacken, die Schultern sowie der Bereich des oberen Rückens sind bei den meisten Büromenschen chronisch verspannt. Dies führt wiederum zu einer Stauung des Ki, jener Energie, die uns mit pulsierender Lebenskraft versorgt und aktiv sein lässt. Aber es geht auch anders: Durch eine gezielte Anregung einzelner Energieleitbahnen – der Meridiane – sowie der darauf befindlichen Druckpunkte – der Tsubos – bringt die japanische Art des Massierens die Lebensenergie wieder ins Gleichgewicht. Und das vertreibt jedes Bürotief und lässt die Kraftquellen wieder sprudeln. Noch dazu passt die hier vorgestellte Shiatsu-Behandlung in jeden Terminkalender und kann auch angezogen mit Pullover und Bluse oder im Anzug bei gelockerter Krawatte ihre erfrischende Wirkung voll entfalten. Wichtig ist lediglich, dass Sie etwa zehn Minuten Zeit mitbringen, eine nette Arbeitskollegin oder einen Arbeitskollegen haben, der Sie massiert (und den Sie Ihrerseits massieren), und dass Sie bequem sitzen. Deshalb: Telefon leise stellen oder die Mailbox einschalten, den Bürostuhl umdrehen, ein Kissen auf die Rückenlehne legen, damit die Arme entspannt ruhen können – und schon kann es losgehen!

SO WIRD'S GEMACHT

➤ Legen Sie beide Hände links und rechts auf die Schultern Ihrer Kollegin beziehungsweise Ihres Kollegen und lassen Sie sie dort ein paar Sekunden ruhen. Denn beim Shiatsu geht es auch um Energieübertragung: Stellen Sie sich vor, wie Wärme und heilende Energie aus Ihren Händen in den Körper Ihres Massagepartners fließt.

➤ Beginnen Sie nun langsam, die Schultermuskeln mit beiden Händen gleichzeitig zu kneten, indem Sie eine Hautfalte zwischen Daumen und Zeigefinger pressen, loslassen und wieder pressen. Kneten Sie am Anfang sanft, nach einer Weile können Sie kräftiger pressen, allerdings nur so intensiv, wie es die Muskeln zulassen, ohne zu schmerzen (10- bis 20-mal pressen).

➤ Danach kneten Sie abwechselnd jede Schulter einzeln mit beiden Händen, und zwar vom Haaransatz beginnend bis zum Schultergelenk hin (jede Schulter mindestens 10-mal kneten).

➤ Führen Sie die nun folgenden Reibungen erst an der weniger verspannten Schulter durch, danach wechseln Sie zur anderen Seite. Reiben Sie mit den Fingerspitzen einer Hand spiralförmige Kreise auf die Schulter, während Sie die andere Hand auf der stärker verspannten Schulter ruhen lassen. Kreisen Sie dann vom Haaransatz nach unten bis zum Schultergelenk hin und üben Sie zunächst nur geringen Druck aus. Steigern Sie bei jedem Durchgang allmählich den Druck. Beim letzten Mal nehmen Sie Ihre Hand ganz schnell weg, wenn Sie am Schultergelenk angekommen sind (insgesamt 6 Durchgänge).

➤ Nun legen Sie beide Unterarme auf die Schultern Ihres Partners. Lehnen Sie sich leicht nach vorne, so dass etwas Druck auf Ihre Unterarme kommt. Streichen Sie dann beide Unterarme gleichzeitig auf den Schultermuskeln vor und zurück. Führen Sie schnelle, rhythmische Bewegungen aus, die Sie mindestens 10-mal wiederholen.

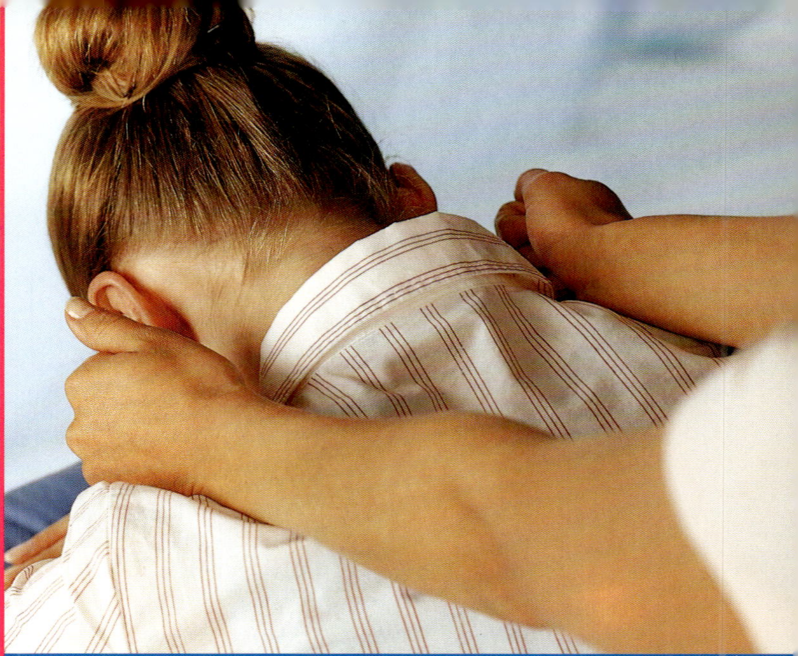

Streichen Sie die Unterarme mit schnellen, rhythmischen Bewegungen über die Schultermuskeln.

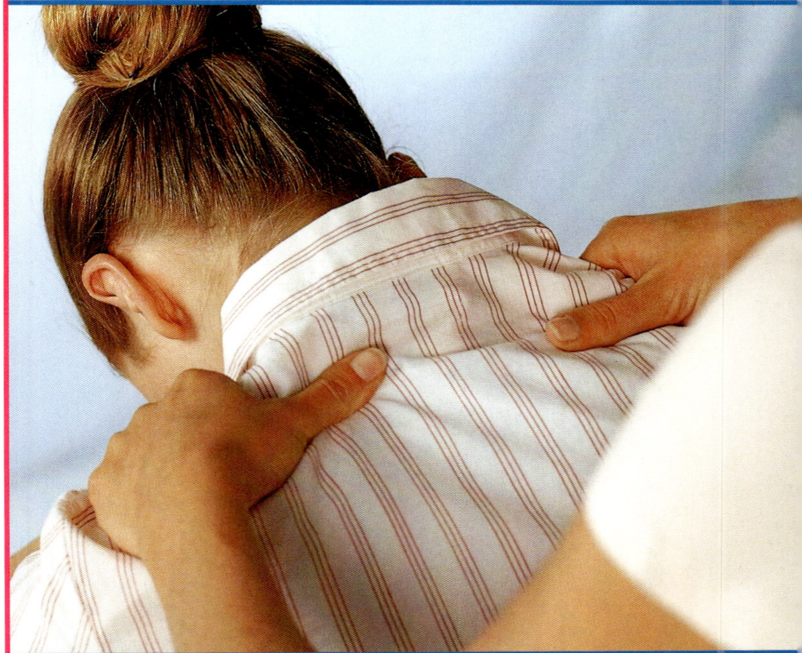

Pressen Sie einzelne Hautfalten beim Kneten der Schultermuskeln zwischen Daumen und Zeigefingern.

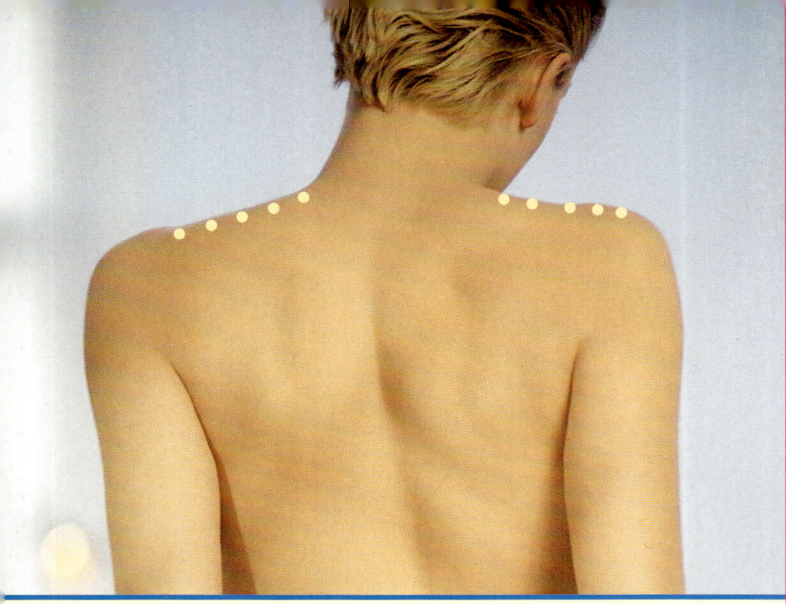

Bei der japanischen Shiatsu-Massage werden bestimmte Druckpunkte stimuliert, die auf den Meridianen liegen.

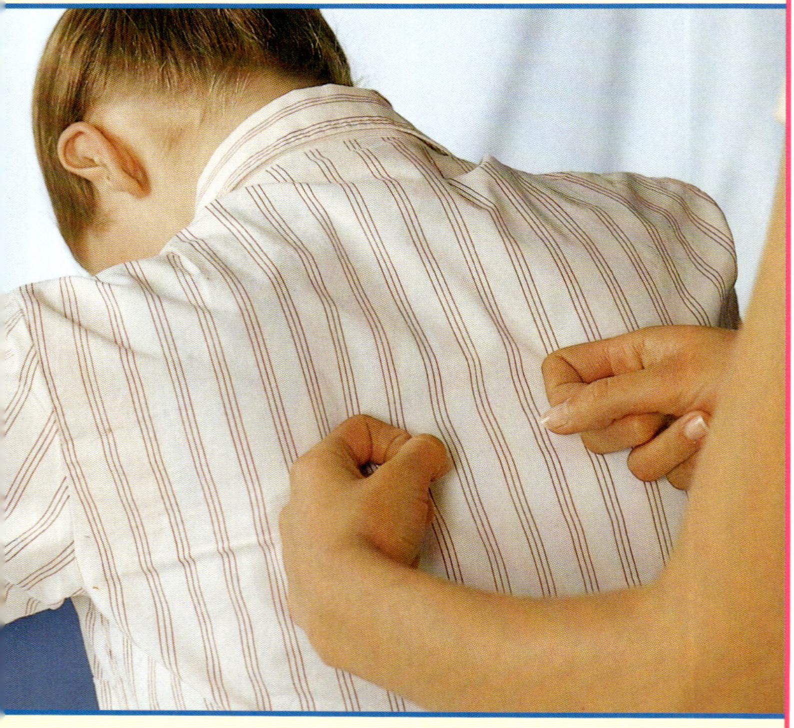

Die Tsubos auf den Muskelsträngen links und rechts der Wirbelsäule werden mit den Fingerknöcheln bearbeitet.

➤ Anschließend drücken Sie die Tsubos, die sich links und rechts entlang der Schultern befinden, mit beiden Daumen gleichzeitig. Beginnen Sie mit den beiden Punkten am Ansatz des Halses (siehe Abbildung links) und halten Sie die Punkte etwa 30 Sekunden lang gedrückt. Dann legen Sie Ihre Daumen ungefähr zwei Zentimeter weiter Richtung Schultermitte auf und üben wieder 30 Sekunden lang kräftigen Druck aus. Die letzten Punkte befinden sich kurz vor dem Schultergelenk (2- bis 3-mal wiederholen).

➤ Danach führen Sie eine Klopfmassage mit Ihren Handkanten aus: Klopfen Sie in rascher Abfolge auf beiden Schultern ganz locker aus Ihren Handgelenken heraus, aber bitte nicht zu fest und nicht auf das Schultergelenk, sondern nur auf den Muskelbereich! Nach etwa 30 Sekunden klopfen Sie auch auf die Muskeln, die sich zwischen den Schulterblättern befinden. Vorsicht! Achten Sie darauf, dass Sie nicht direkt auf die Wirbelsäule klopfen.

➤ Auf den beiden Muskelsträngen, die sich links und rechts der Wirbelsäule befinden, liegen ebenfalls wichtige Tsubos, die Sie mit den Fingerknöcheln Ihrer beiden Zeigefinger drücken können. Beginnen Sie am unteren Rand der Schulterblätter und arbeiten Sie sich langsam nach oben zu den Schultern hin. Durch leichtes Vorbeugen Ihres Oberkörpers bringen Sie stärkeren Druck auf Ihre Fingerknöchel, wobei Sie zunächst sanft beginnen sollten, um den Druck dann allmählich zu steigern. Halten Sie jeden Punkt etwa 30 Sekunden lang gedrückt (2-mal wiederholen).

➤ Legen Sie nun beide Handflächen flach auf den oberen Rückenbereich und streichen Sie mit schnellen Auf- und Abwärtsbewegungen nach oben zu den Schultern und wieder zum unteren Rand der Schulterblätter (mindestens 30-mal wiederholen).

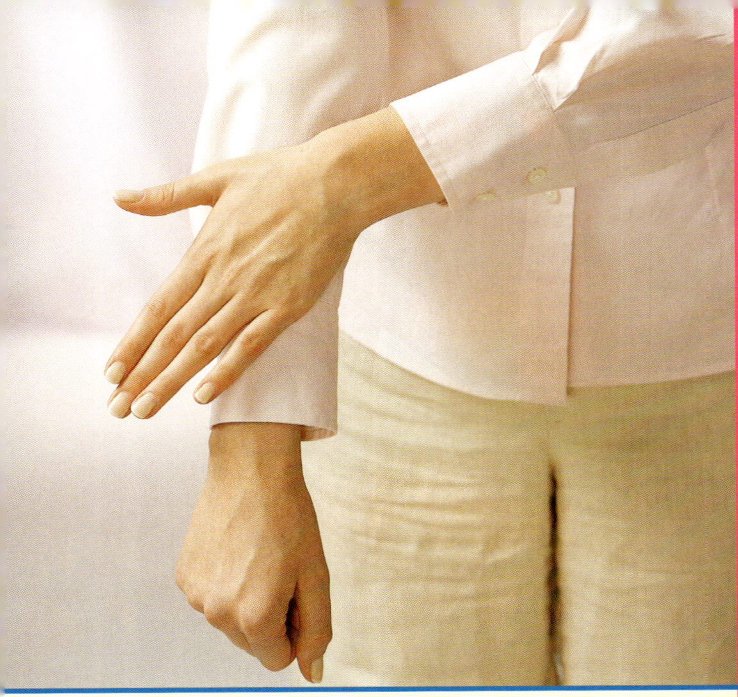

Tiefenwirksames Streichen: Fahren Sie mit der linken Hand 30-mal schnell auf und ab über Ihren rechten Arm.

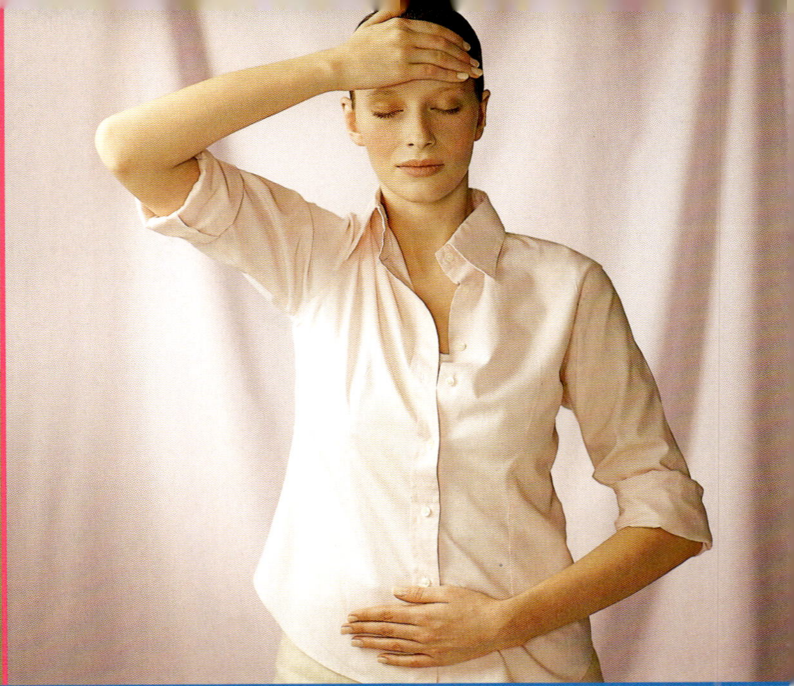

Augen schließen, tief durchatmen und entspannen: Die linke Hand liegt auf dem Unterleib, die rechte auf der Stirn.

➤ Zum Schluss lassen Sie Ruhe und Kraft durch Ihre Hände strömen: Legen Sie Ihre rechte Hand auf die Stirn Ihres Massagepartners, mit der linken Hand umfassen Sie seinen Nacken. Bitten Sie Ihren Massagepartner, tief durchzuatmen und die Augen für ein paar Momente zu schließen. Wenn Sie das Gleiche tun, kann die Energie ungehindert fließen.

DIE ENERGIE BEI SICH SELBST ZUM FLIESSEN BRINGEN

➤ Haben Ihre Arbeitskollegen keine Zeit oder ist niemand da, den Sie um eine Shiatsu-Behandlung bitten möchten, dann gönnen Sie sich eine Selbstmassage. Die Technik des tiefenwirksamen Streichens hilft Ihnen, wichtige Meridiane kräftig zu stimulieren:

➤ Stellen Sie sich aufrecht hin und streichen Sie mit der linken Hand Ihren rechten Arm in rascher Abfolge auf und ab, vom Handgelenk bis zum Oberarm und wieder zurück. Dann Seitenwechsel (pro Arm 30-mal streichen).

➤ Nun führen Sie zuerst auf Ihrem rechten, dann auf Ihrem linken Oberschenkel mit festem Druck schnelle Streichungen aus; anschließend massieren Sie in gleicher Weise den rechten und linken Unterschenkel (mindestens 30-mal pro Bein). Denken Sie dabei auch an die Rückseiten der Beine!

➤ Danach streichen Sie schnell und kräftig über die Schultern: zuerst die rechte Schulter mit der linken Hand, dann die linke Schulter mit der rechten Hand von vorne nach hinten massieren (30-mal pro Schulter).

➤ Zum Schluss legen Sie Ihre linke Hand auf den Unterleib und die rechte Hand auf Ihre Stirn. Bleiben Sie eine Weile so stehen, schließen Sie Ihre Augen und atmen Sie tief durch. Auf diese Weise stellen Sie eine Verbindung her zwischen dem Hara, Ihrem Kraft- und Vitalitätszentrum, und Ihrem Kopf, dem Sitz des Bewusstseins und Intellekts.

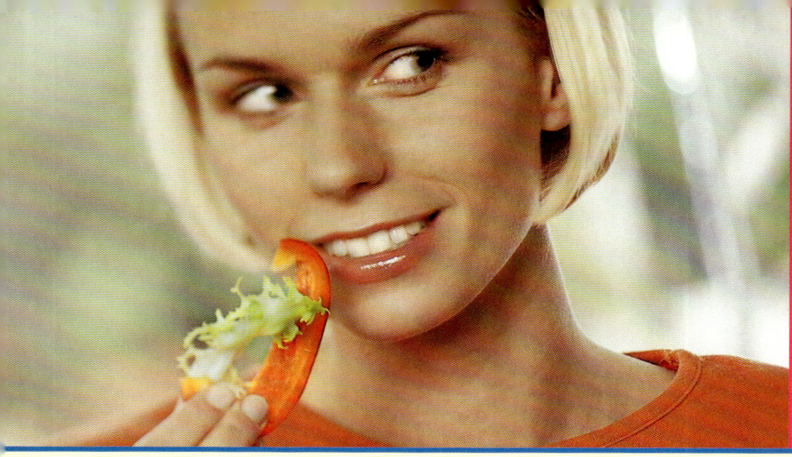

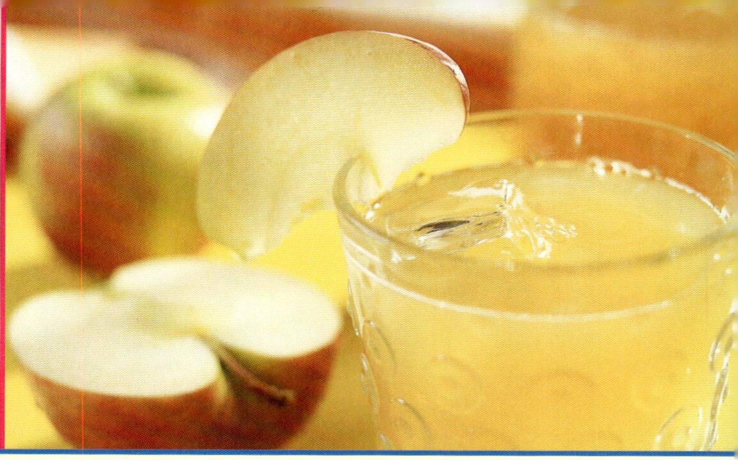

Nahrung für starke Nerven

Stress ist ein Nährstoffräuber, der die Zellen unseres Körpers plündert. Wirksame Gegenmittel sind Gute-Laune-Macher, die man essen und trinken kann. Denn diese Nervennahrung versorgt Sie mit allem, was Sie brauchen, um topfit, gelassen und entspannt zu bleiben.

NERVENBALSAM VITAMINE

Morgens ein Croissant, mittags eine Pizza, nachmittags etwas Süßes und abends noch ein, zwei Gläschen Wein – kein Wunder, wenn Ihre Nerven bei dieser Ernährungsweise irgendwann schlappmachen. Keine Angst, Sie müssen auf all das nicht verzichten. Dennoch sollten Sie Ihre Essgewohnheiten ein wenig umstellen: Sorgen Sie für vitaminreiche Kost! Unser Körper braucht Vitamine, denn sie regen die Gehirntätigkeit an, vertreiben Müdigkeit, stärken das Immunsystem und wirken für angegriffene Nerven wie ein Schutzschild. Kurz: Sie schützen uns vor gesundheitlichen Schäden, die unter anderem durch Stress verursacht werden. Denn Stress – egal welcher Art – entzieht dem Körper wichtige Nährstoffe, hauptsächlich aber Vitamin C sowie Vitamine aus der B-Gruppe, wie Vitamin B_1, B_2, B_6 und B_{12}. Stehen genügend Stresskiller auf Ihrem Speiseplan? Reichlich Vitamin C steckt in Paprika, Kohl, Fenchel, Kartoffeln, schwarzen Johannisbeeren, Papayas, Kiwis und Zitrusfrüchten.

Die Vitamine der B-Gruppe befinden sich vorwiegend in Fisch, magerem Fleisch, Geflügel, Milch, Käse, Eiern, Sojaprodukten, Hülsenfrüchten, Brokkoli und Spinat sowie in Pilzen und Bananen.

MAGNESIUM: DAS ANTI-STRESS-MINERAL

Der Mineralstoff Magnesium ist ein wahres Wundermittel im Kampf gegen den Stress, und das, obwohl Magnesium in unserem Körper eine interessante Doppelrolle spielt. Einerseits wird es für die Produktion der Stresshormone Adrenalin beziehungsweise Noradrenalin gebraucht. Andererseits dämpft es den Anstieg eben dieser Hormone, um stressbedingten Überreaktionen des Körpers entgegenzuwirken. Hier ist Vorsicht geboten, denn verringert sich durch körperliche und seelische Dauerbelastung das Magnesium in den Zellen, kommt es zu

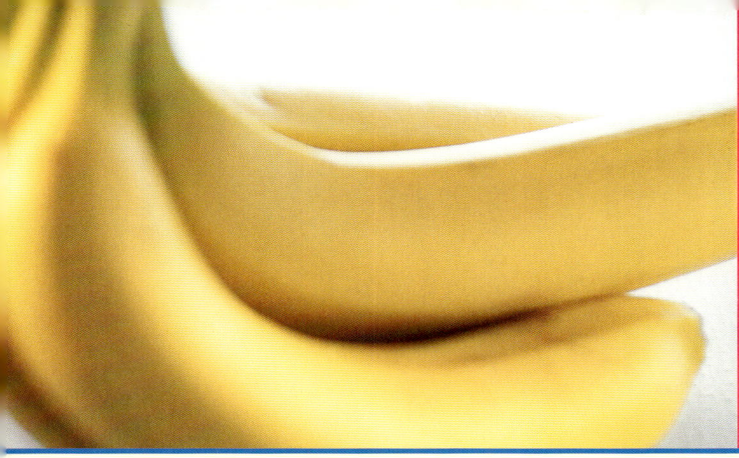

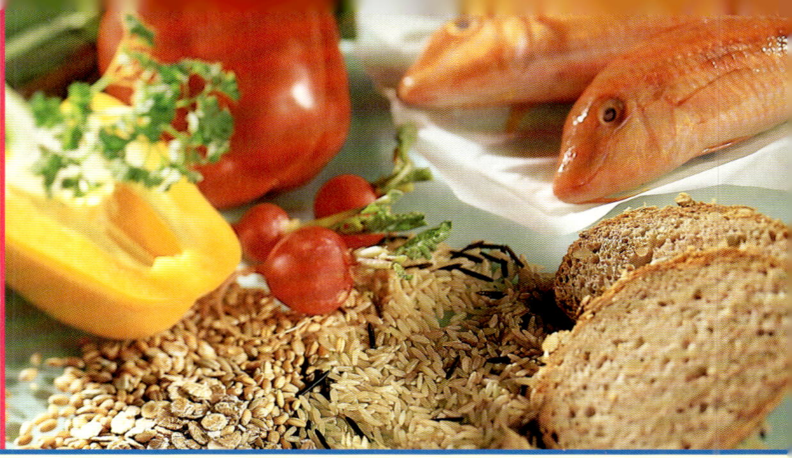

einer verstärkten Stressreaktion – ein Teufelskreis. Deshalb: Immer für genügend Nachschub an Magnesium sorgen; der Körper braucht täglich 300 Milligramm davon. Das entspricht zum Beispiel drei Scheiben Vollkornbrot, einer Portion Brokkoli oder 50 Gramm Cashewnüssen. Außerdem steckt eine gehörige Portion dieses Minerals in Weizenkeimen, Kürbiskernen, Mandeln und Erdnüssen sowie in Spinat, Meeresfrüchten und Bananen.

KOMPLEXE KOHLENHYDRATE: GUTE-LAUNE-MACHER

Glück und Wohlgefühl hängen vorwiegend von biochemischen Prozessen im Gehirn ab, genauer gesagt von Botenstoffen wie Serotonin, Dopamin oder Tyrosin. Aber: Die Produktion des Wohlfühlhormons Serotonin wird durch Stress gedrosselt. Um die Speicher wieder aufzufüllen, sind Kohlenhydrate nötig. Der Körper lechzt geradezu nach positiven Stimmungsmachern. Deshalb greift man in Krisenzeiten gern mal zum Schokoriegel. Kurzfristig hilft diese süße Droge auch, denn sie lässt den Serotoninspiegel blitzschnell in die Höhe schnellen. Doch genauso schnell ist er auch wieder ganz unten – mitsamt der euphorischen Stimmung. Besser sind Gute-Laune-Macher, die den Energiepegel konstant auf einem Level halten. Statt zu einfachen sollten Sie daher zu komplexen Kohlenhydraten greifen, denn diese sorgen durch einen stabilen Blutzuckerspiegel dafür, dass genügend Vorstufen des Glückshormons Serotonin ins Gehirn gelangen. In Vollkornbrot, Frischkornmüsli, Kartoffeln, Nudeln und Reis steckt eine geballte Dosis komplexer Kohlenhydrate. Und wenn Sie zwischendurch eine gesunde Aufmunterung brauchen, dann essen Sie doch eine Banane, frische Feigen oder Datteln.

VIEL TRINKEN HÄLT FIT

Wer zu wenig trinkt, macht schneller schlapp. Deshalb: Sorgen Sie immer für eine Flasche Mineralwasser in greifbarer Nähe. Es versorgt unseren Körper mit lebenswichtigen Mineralstoffen und Spurenelementen. Und beides braucht er in Stresssituationen reichlich. Am besten zwei bis drei Liter täglich trinken, dann sind Sie gut versorgt. Zur Abwechslung können Sie sich auch mal Wasser mit frisch gepressten Fruchtsäften mixen. Verzichten Sie möglichst auf Kaffee, schwarzen Tee oder harte Drinks. Sie sind in erster Linie Genussmittel und keine Flüssigkeitsspender. Im Gegenteil: Sie trocknen, da harntreibend, den Körper sogar aus. Halten Sie es deshalb beim Genuss dieser Getränke wie die Südländer: Trinken Sie zum Espresso ein Gläschen Wasser – das füllt Ihre Flüssigkeitsdepots wieder auf.

Ein Anti-Stress-Drink gefällig? Für ein größeres Glas pürieren Sie eine Banane und verrühren sie mit einem Teelöffel Zitronensaft, einem Esslöffel Haselnuss-Mus, einem Teelöffel Weizenkeime, einem Teelöffel Honig und 150 Milliliter Milch. Das sorgt für neue Energie und stärkt die Nerven!

Sinnliche Berührungen: Erotische Partnermassage

Vergessen Sie den Alltag und denken Sie einmal nur an das „Eine“: Verwöhnen und verwöhnen lassen! Und entdecken Sie gemeinsam mit Ihrem Partner die schönste Art, „Ich liebe dich!“ in einer Sprache auszudrücken, die ohne Worte unglaublich viel zu sagen hat.

Zeit für Zärtlichkeit

Sitzen Sie abends oft müde und abgespannt vor dem Fernseher, um auf andere Gedanken zu kommen? Oder fallen Sie gleich vor Erschöpfung ins Bett und können dann nicht einschlafen, weil im Kopf die Ereignisse des Tages Revue passieren, Lösungsstrategien für anstehende Probleme gesucht werden oder die Gefühle einfach Achterbahn fahren? Wenn das allabendlich, oft sogar auch am Wochenende der Fall ist, dann ist es kein Wunder, dass man sich im Laufe der Zeit wie ein Kopf ohne Körper fühlt und in der Partnerschaft allmählich Krisenstimmung herrscht. Denn im Dauerstress bleibt jeglicher Gedanke an Erotik und Sex auf der Strecke.

Doch so weit muss es gar nicht kommen: Selbst im größten Alltagstrubel bleibt immer genügend Zeit, um ganz bewusst für schöne, sinnliche Stunden zu sorgen – zum Beispiel mit einer zärtlichen Partnermassage. Damit können Sie kleine seelische Wunden heilen und die Beziehung wieder mit Wärme und Vertrauen füllen. Und selbst eine im Alltagstrott erstarrte Partnerschaft bekommt dadurch wieder neue Impulse und lässt sich mit ungeahnten Sinnesfreuden beleben. Denn einfühlsame Berührungen mit Händen, Haaren oder Lippen öffnen die Sinne und wirken gleichermaßen entspannend wie anregend. Und eines bewirkt liebevoller, zärtlicher Hautkontakt garantiert immer: Lust aufeinander!

WIEDER LUST AN DER LUST

Sind die Liebesspiele bisher vor lauter Stress recht kurz ausgefallen oder ist der Appetit auf Sex gar völlig vergangen, weil die eigenen Vorstellungen keine Erfüllung fanden, kann eine erotische Massage die Leidenschaft wieder neu entflammen. Reden Sie daher vor der Massage offen über Ihre Wünsche und Bedürfnisse – zum Beispiel bei einem romantischen Candle-light-Dinner. Manchmal reicht es auch schon aus, wenn Sie alles, was Sie bisher über dieses Thema gehört und gelesen haben, einfach über Bord werfen und lernen, wieder Ihren Gefühlen zu vertrauen. Denn nur Sie allein wissen, was Ihnen gut tut und was Sie brauchen, um Ihre Lust zu entfachen. Doch sollten beide Partner ihre Erwartungen nicht zu hoch schrauben, sonst kann selbst eine zärtliche Massage in Stress ausarten, insbesondere dann, wenn nur das Finale in Form eines Orgasmus im Mittelpunkt des Interesses steht. Bei einer erotischen Massage gibt es jedoch keine festen Spielregeln und schon gar kein Muss. Genießen Sie einfach die Berührungen beim Massieren, sowohl als Lustempfänger als auch als Lustspender. Wenn es schließlich zu mehr kommt, so wird das Liebesspiel gewiss noch einmal so schön. Und wenn nicht, dann war es mit Sicherheit ein Erlebnis, das die Lust auf Wiederholungen geweckt hat. Deshalb: Begeben Sie sich einfach auf eine gemeinsame Abenteuerreise, lassen Sie sich verwöhnen oder verwöhnen Sie, ohne immer nur das eine Ziel vor Augen zu haben …

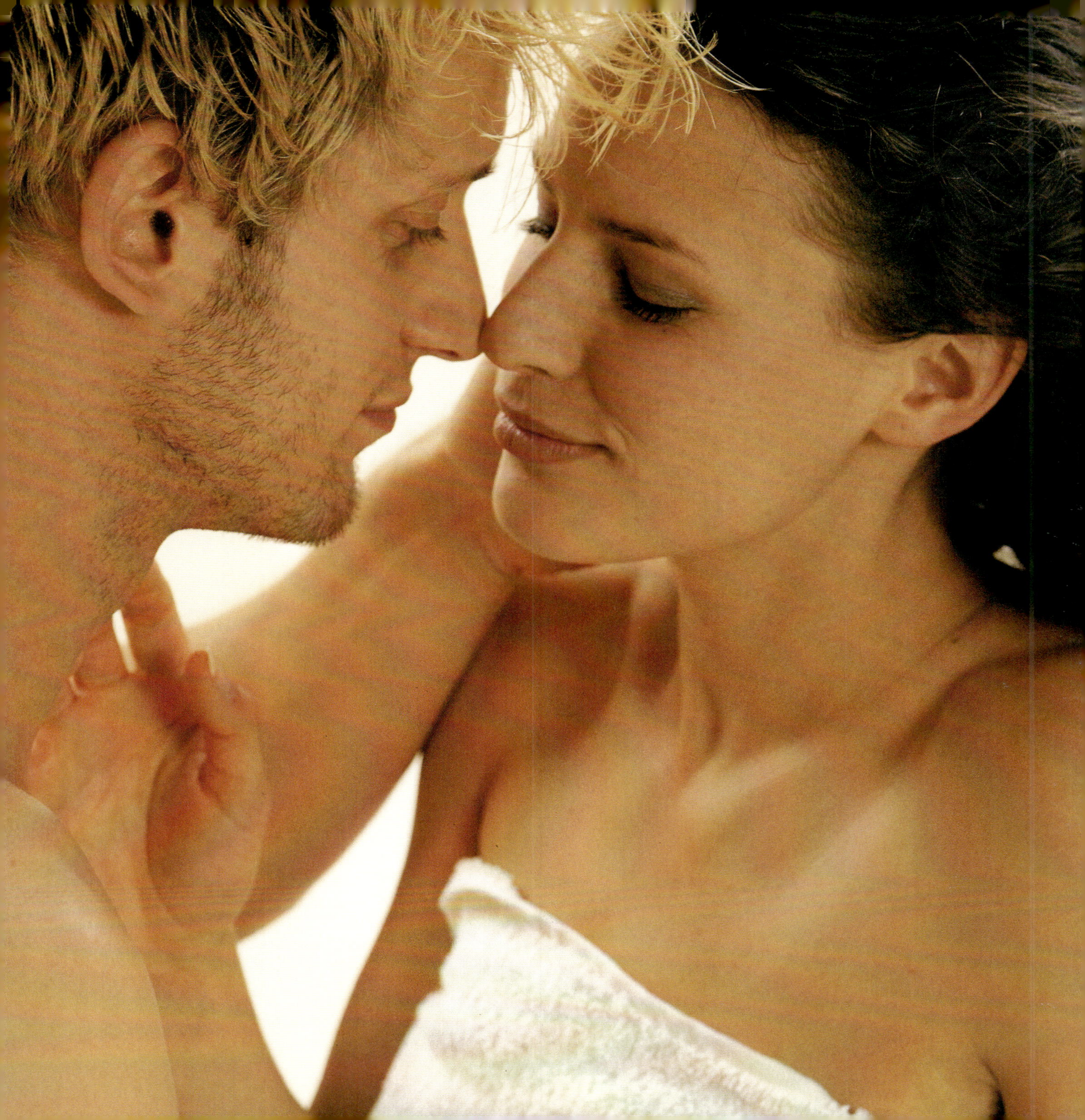

ROMANTISCHES VORSPIEL

Prickelnde Erotik entsteht meist nicht von einer Sekunde auf die andere und schon gar nicht per Knopfdruck – sie bedarf vielmehr eines gewissen sinnlichen Reizes und einer fantasievollen Einstimmung auf das, was da komme ... Ein gemeinsames Bad in weichen Schaumbergen oder anregenden Düften kann ein gelungener Auftakt für die anschließende Partnermassage sein. Auch unter der Dusche kommt man sich leicht näher, indem man sich gegenseitig ein duftendes Duschgel auf die Haut streicht. Anschließend umhüllen weiche, warme Handtücher beide Körper und aus dem Abtrocknen wird ein schönes Verwöhnritual.

Dann betreten Sie den Ort des Geschehens, den Sie zuvor gemeinsam mit Ihrem Partner in eine Wohlfühloase, ein Zentrum verführerischer Lust verwandelt haben: Sanftes Kerzenlicht schmeichelt den Augen und taucht den Raum in eine sinnlich-romantische Atmosphäre. Betörende Gerüche von Duftkerzen oder -lampen stimulieren die Nase und lösen im Gehirn lustvolle Empfindungen aus. Leise Musik besänftigt die Ohren und vertreibt jeden störenden Gedanken. Angenehme Wärme, weiche Decken und Kissen sorgen für ein wohlig entspanntes Körpergefühl. Ein Aphrodisiakum in Form eines erotisierenden Massageöls steht bereit. Außerdem sorgt ein weicher, nicht allzu dünner Pinsel für ganz besondere Berührungsreize, wenn Sie das Öl an gewissen Stellen damit auftragen. Bleibt nur noch zu klären, wer die nun folgenden erotischen Streicheleinheiten zuerst genießen darf.

EROTISCHES FÜNF-GÄNGE-MENÜ

Wenn Sie massiert werden, überlassen Sie sich einfach den Händen Ihres Partners und geben sich ganz Ihren Gefühlen hin, die Sie dabei empfinden. Genießen Sie mit jeder Pore Ihrer Haut selbst die zartesten Berührungen und lassen Sie sich fallen, ohne Vorbehalte und Bedenken.

Wenn Sie den Partner verwöhnen, sind Ihre Sensibilität und Ihr Einfühlungsvermögen die besten Ratgeber in Sachen erotischer Massage. Denn so machen Sie nie etwas falsch, sondern werden bald herausfinden, mit welchen Berührungen und Griffen Sie Ihrem Partner immer wieder erotische Wonnen bereiten können.

STREICHELEINHEITEN FÜR DIE FÜSSE

Unglaublich, aber wahr: An den Füßen zuerst massiert zu werden entspannt den ganzen Körper auf einzigartige Weise. Unsere oft stark vernachlässigten Fortbewegungsmittel sind wahre Lustquellen, denn an den Füßen befinden sich viele erogene Zonen, die gleich zu Beginn der Massage für erregende Momente sorgen.

➤ Verreiben Sie zunächst etwas Massageöl in Ihren Handflächen und nehmen Sie einen Fuß zwischen Ihre Hände. Stützen Sie den Fuß auf Ihren Oberschenkeln ab und streichen Sie mit beiden Händen sanft über den Fußrücken, die Außen- und Innenkanten sowie über die Fußsohle. Üben Sie etwas Druck aus, wenn Ihr Partner kitzelig ist. Streichen Sie mit fließenden, gleitenden Bewegungen immer wieder über den gesamten Fuß und die Zehen. Wenn Ihr Partner diese Streicheleinheiten genießt, streichen Sie nun über den anderen Fuß. Lassen Sie sich Zeit dafür und erspüren Sie intensiv jeden Zentimeter Haut.

➤ Nun halten Sie den Fuß mit der einen Hand und reiben mit dem Daumen der anderen Hand große Kreise auf die Fußsohle. Massieren Sie langsam, mit gleich bleibendem Druck und fließenden Bewegungen – das löst Verspannungen und lässt

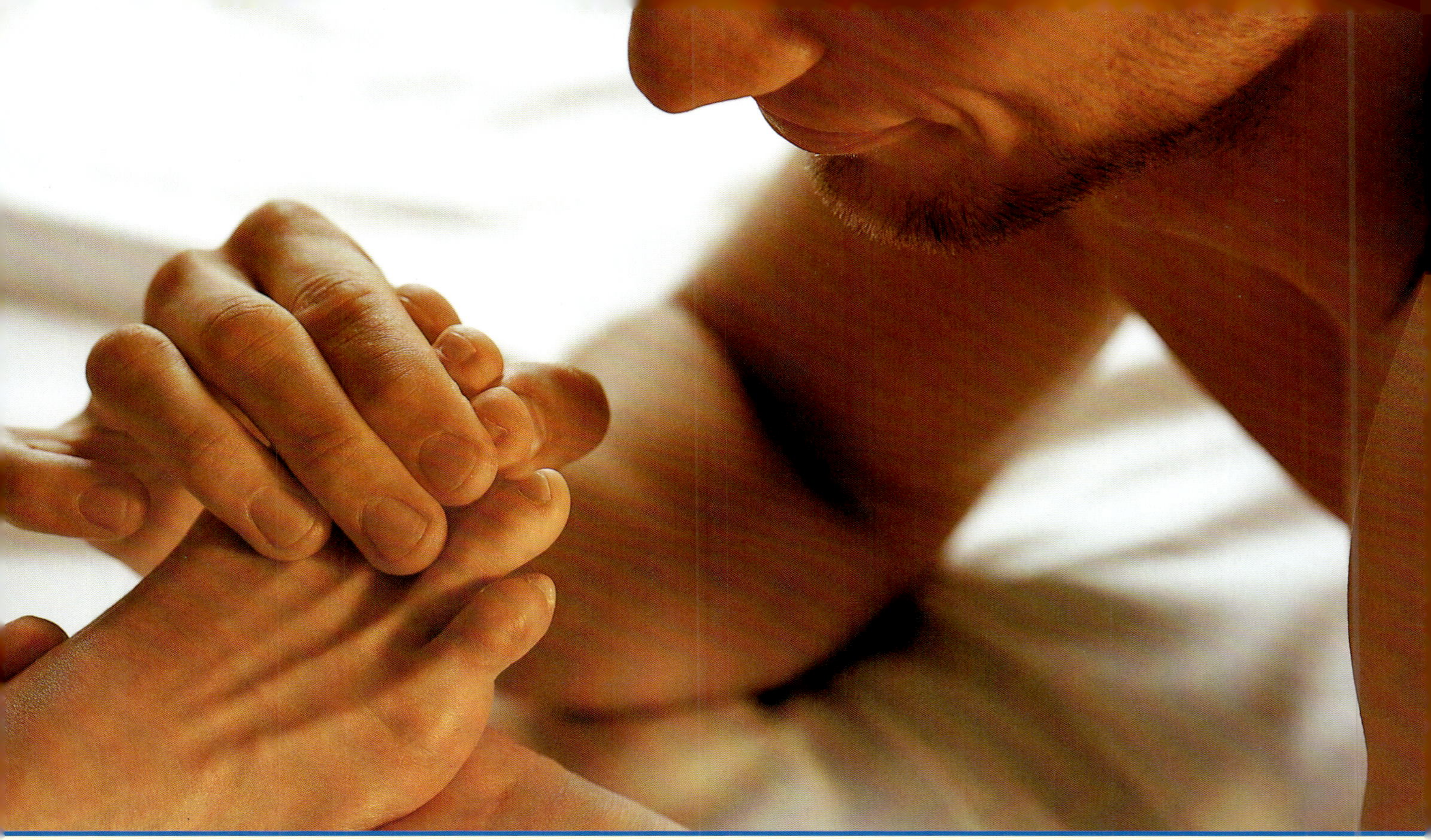

Lustquelle Füße: Hier befindet sich eine Vielzahl erogener Zonen, deren Stimulierung einen reizvollen Auftakt der Massage bildet.

Ihren Partner hörbar aufatmen. Nach einer Weile widmen Sie sich dem anderen Fuß. Da es keine Regeln gibt, bestimmen Sie und Ihr Partner die Dauer jeder Berührung und Grifftechnik – erspüren Sie, wann die Zeit für eine andere Streicheleinheit gekommen ist.

➤ Dann wenden Sie sich jedem Zeh einzeln zu: Halten Sie einen Zeh zwischen Daumen und Fingerspitzen, ziehen Sie leicht daran, pressen und streichen ihn, immer in gleichmäßigem Rhythmus. Zum Schluss dürfen einzelne Zehen einen ausgiebigen Kuss bekommen und mit der Zunge sanft gestreichelt werden.

WOHLIGE WONNEN FÜR DIE BEINE

Nach der einfühlsamen Behandlung der Füße geht die Massage fließend zu den Beinen über. Denn auch dort befinden sich viele lustspendende Zonen, insbesondere an den empfindlichen Innenseiten der Unter- und Oberschenkel, die Sie nun Zentimeter für Zentimeter erforschen und zum Vibrieren bringen.

➤ Diesmal lassen Sie das Massageöl langsam auf die Beine tropfen. Beginnen Sie an den Unterschenkeln, dann beträufeln Sie die Oberschenkel und lassen das Öl in kleinen Rinnsalen über die Haut strömen, so dass es bei Ihrem Partner wohlige Schauer

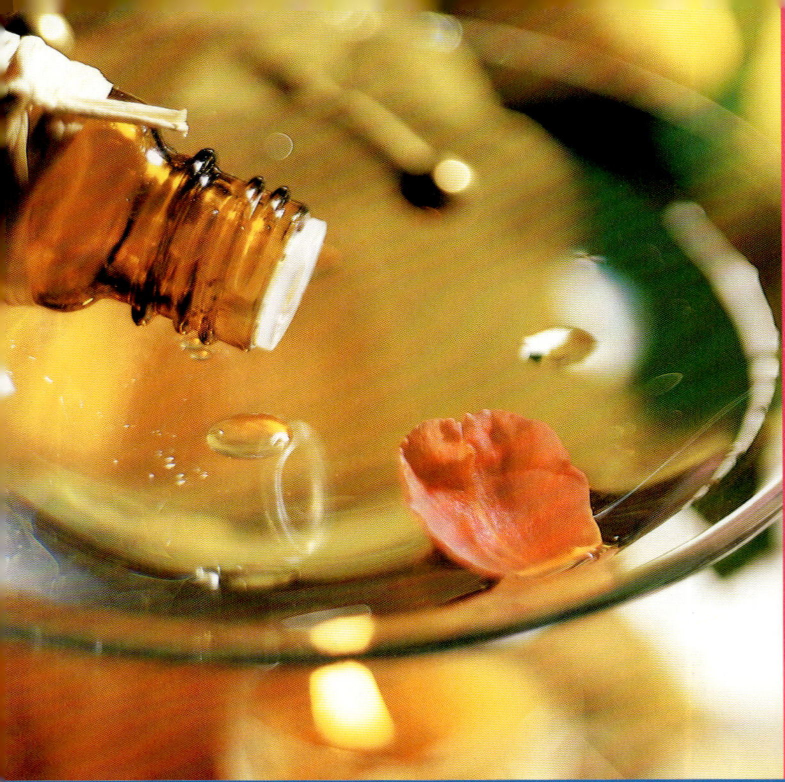

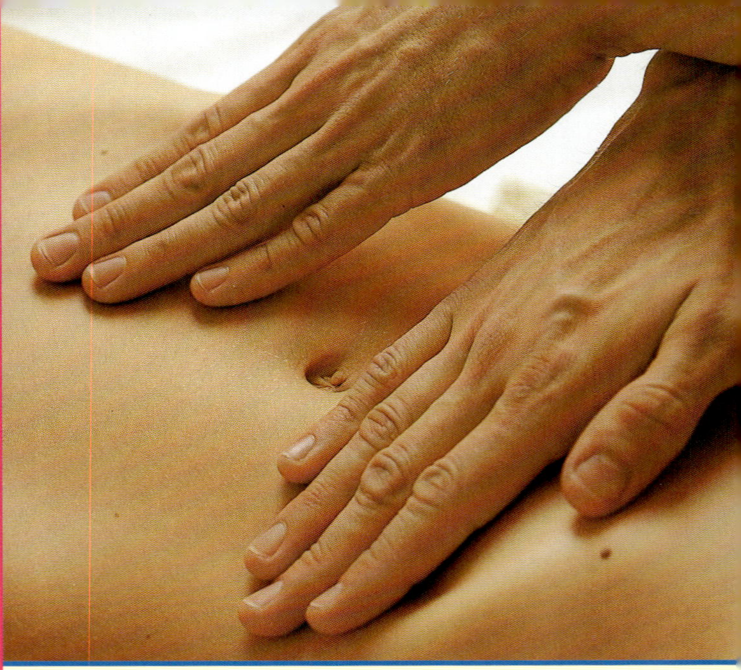

Führen Sie beim sanften Massieren des Bauches immer eine Hand über die andere.

REZEPT

Ein Öl für den Lustgewinn

- <u>Sie brauchen:</u>

  50 ml Jojoba- oder süßes Mandelöl

  2 Tropfen Jasminöl

  2 Tropfen Rosenöl

  1 Tropfen Ylang-Ylang-Öl
- Die ätherischen Öle in das Basisöl träufeln, Flasche verschließen und gut durchschütteln.
- Vor der Massage das Öl im Wasserbad ein wenig erwärmen.

auslöst. Anschließend verreiben Sie noch etwas Öl in Ihren Handflächen, um problemlos über eventuell behaarte Stellen hinweggleiten zu können. Dann umfassen Sie das eine Bein mit beiden Händen am Fußknöchel und streichen nach oben zum Kniegelenk hin. Von dort lassen Sie Ihre Hände wieder leicht zurückgleiten und streichen abermals nach oben, so oft Sie wollen.

➤ Nun lassen Sie Ihre Daumen sanft um die Kniescheibe herum kreisen, denn die Knie sind äußerst sensitive Bereiche, die sich über besondere Aufmerksamkeit freuen.

➤ Danach ist der Oberschenkel an der Reihe, den Sie vom Kniegelenk aufwärts Richtung Hüfte streichen, zuerst in der Mitte, dann langsam an den Außen- und Innenseiten – immer mit fließenden Bewegungen. Am besten winkeln Sie das Bein Ihres Partners dazu an und lehnen es an Ihren Körper – so können Sie sich den Innen- und Hinterseiten der Schenkel intensiv widmen.

➤ Nach dem Streichen folgt das sanfte Kneten des Oberschenkels. Gehen Sie dabei ganz zärtlich und behutsam vor, insbesondere an den Innenseiten sollten Sie auf die Reaktionen Ihres Partners achten und so weich wie möglich kneten.

➤ Anschließend wechseln Sie die Seite und verwöhnen auch das andere Bein mit gleichmäßigen, langsamen Streich- und sanften Knetbewegungen. Genießen Sie jeden Lustschauer, den Ihr Partner und sicherlich auch Sie selbst dabei empfinden, und nehmen Sie sich viel Zeit dafür, um diese Wonnen immer wieder aufs Neue heraufzubeschwören!

DER BAUCH – DAS ZENTRUM DER HINGABE ERREGEN

Die zärtlichen Berührungen an den Füßen und Beinen waren die lustvolle Vorspeise der erotischen Massage, nun kommt der zweite Gang, die Hauptspeise Ihres köstlichen Liebesmenüs: Die Massage des Bauches ist ein ganz besonderes sinnliches Erlebnis, denn er ist als Sitz der Gefühle äußerst empfindsam. Hier werden die Gefühle, die aus dem Lustbereich Becken kommen, gesammelt und nach oben zum Herzen geleitet. Deswegen ist der Bauch auch so sensibel und aufnahmebereit für liebevolle, zärtliche Berührungen. Dieses empfindliche Körperzentrum von einem anderen Menschen berühren zu lassen setzt viel Vertrauen voraus, aber das Wagnis lohnt sich: Sie werden Schmetterlinge in Ihrem Bauch spüren und es genießen, sich den sanften Berührungen ohne Vorbehalte hinzugeben …

➤ Bevor Sie mit Ihren eingeölten Händen den Bauch berühren, legen Sie Ihrem Partner ein Kissen oder eine Nackenrolle unter die Kniekehlen, denn so ist die Bauchdecke völlig entspannt und bereit für die Wohltaten Ihrer Hände. Dann verwöhnen Sie den Bauch mit sanften Küssen oder mit ein paar federleichten Streicheleinheiten Ihrer Haare.

➤ Anschließend legen Sie Ihre Hände ganz behutsam auf den Bauch. Lassen Sie sie einfach eine Weile dort ruhen, während Sie spüren, wie sich die Bauchdecke unter Ihren Fingern beim Ein- und Ausatmen sanft auf und ab bewegt.

➤ Haben Sie dieses Gefühl ausgiebig genossen, beginnen Sie mit langsamen, kreisenden Bewegungen im Uhrzeigersinn. Führen Sie dabei immer eine Hand über die andere, und versuchen Sie, gleichmäßige, fließende Bewegungen zu machen. Das Bauchkreisen wirkt absolut entspannend und wohltuend. Und es erzeugt wohlige Wärme, die Sie und Ihr Partner gleichermaßen spüren und genießen können.

➤ Danach umfassen Sie mit beiden Händen die Taille und streichen links und rechts sanft auf- und abwärts.

➤ Nach dem Streichen kneten Sie die Taille behutsam durch, erst mit beiden Händen auf einer Seite, dann mit jeweils einer Hand auf beiden Seiten gleichzeitig. Das Kneten der Taille wird insbesondere von Frauen als lustvolle Wohltat empfunden, weshalb dieser Bereich keinesfalls zu kurz kommen darf.

➤ Anschließend streichen Sie langsam vom Unterleib nach oben zum Brustkorb hin und wieder zurück, und zwar abwechselnd mit Ihren Handflächen, dann mit den Handrücken.

➤ Zum Schluss ruhen Ihre Hände wieder ein Weile auf dem Bauch. Nehmen Sie sich so viel Zeit dafür, wie Sie und Ihr Partner brauchen, um tiefes Vertrauen und Vertrautsein zu empfinden.

PURES VERGNÜGEN FÜR RÜCKEN UND PO

Hat schon der zweite Gang Ihres Massagemenüs die Sinne erregt und Lust auf mehr geweckt, so dürfen Sie beim anschließenden dritten Gang weitere, raffiniert zubereitete Erotikhäppchen genießen. Denn gerade die Rückseite des Körpers braucht besonders viel Aufmerksamkeit und zärtliche

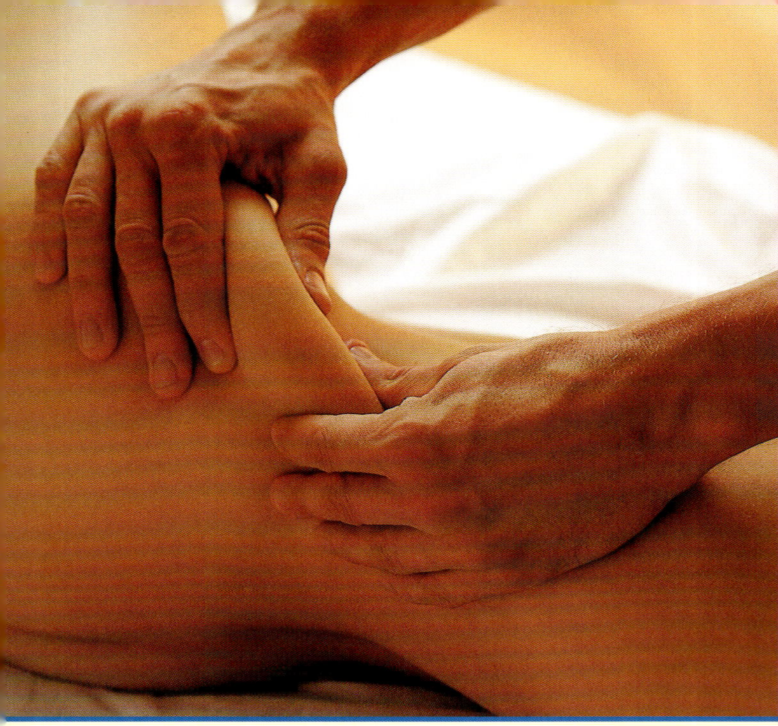

Kneten Sie die Taille sehr behutsam, aber ausgiebig! Und genießen Sie die Schauer der Lust!

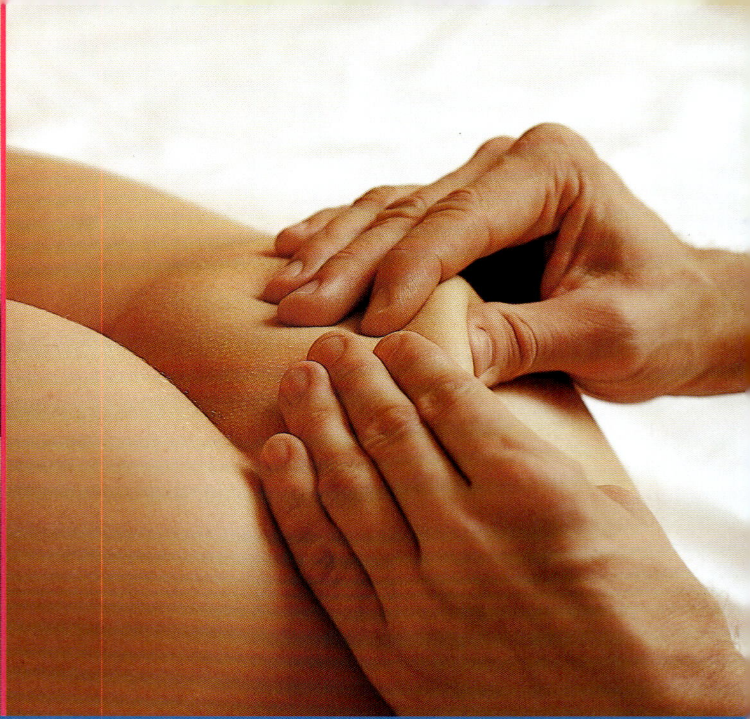

Nehmen Sie sich viel Zeit. Und erfühlen Sie, wie fest Sie beim Kneten der Pomuskeln zufassen dürfen!

Streicheleinheiten, um vollständig zu entspannen. In den starken Muskeln stecken nämlich – besonders bei Männern – oft harte Verspannungen, die durch zu viel Kontrolle und Haltung Bewahren, durch zu viel Festhalten und Nicht-loslassen-Wollen hervorgerufen werden. Doch all das spielt im Moment keine Rolle mehr … Sie dürfen hier und jetzt Ihre Beherrschung verlieren, die Kontrolle aufgeben und sich nur noch den überwältigenden Gefühlen hingeben.

Für die anschließende Massage dreht sich der massierte Partner auf den Bauch. Nun kommt der weiche Pinsel zum Einsatz.

➤ Sie werden erstaunt sein, welche Wonnen Sie Ihrem Partner bereiten können, wenn Sie das Öl mit hauchzarten Pinselstrichen auf Po und Rücken verteilen, indem Sie langsam und leicht vom Po aufwärts streichen, Herzen auf die Haut malen, an den Außenseiten zurückgleiten, um abermals einen langen oder viele kurze Pinselstriche nach oben in Richtung Nacken auszuführen. Genießen Sie dieses köstliche Gefühl gemeinsam mit Ihrem Partner!

➤ Anschließend legen Sie Ihre eingeölten Hände auf den Po und lassen sie eine Weile dort ruhen, danach streichen Sie langsam aufwärts, auf den beiden Muskelsträngen links und rechts entlang der Wirbelsäule bis zu den Schultern hin. Durch leichtes Vorbeugen bringen Sie Druck auf Ihre Hände. Umfassen Sie kurz die Schultern und lassen Sie Ihre Hände dann an den Außenseiten leicht zurückgleiten. Folgen Sie einfach den Körperkonturen und erforschen Sie jeden Zentimeter Haut mit Ihren Fingerspitzen.

➤ Legen Sie nun Ihre Hände auf die Oberschenkel, und zwar so, dass Ihre Fingerspitzen zur Mitte zeigen. Streichen Sie wieder ganz langsam aufwärts – von den Oberschenkeln über den Po, den unteren, mittleren und oberen Rücken bis über die Schulterblätter und dann wieder seitlich zurück zum Ausgangspunkt. Ihr

Partner wird diese großflächigen Streichungen mit tiefen Seufzern genießen.

➤ Danach kneten Sie die Pomuskeln, wobei Sie spüren werden, wie stark Sie zupacken dürfen: ganz zart, kräftiger oder sogar fest. Nehmen Sie sich viel Zeit dafür und streichen Sie zwischendurch auch immer mal wieder über den Po, das wirkt besänftigend und erregend zugleich.

➤ Wiederholen Sie nun nochmals die Lust spendende Taillenmassage mit sanften Knetungen und Streichungen.

➤ Jetzt legen Sie beide Hände auf die Muskeln, die sich links und rechts neben der Wirbelsäule befinden. Reiben Sie mit Ihren Daumen ganz langsam großzügige Spiralen auf die Haut, vom Rand des Pos bis zu den Schultern hin. Von dort lassen Sie Ihre flach aufliegenden Hände wieder sanft zurück nach unten gleiten, um erneut wieder nach oben zu reiben.

➤ Zum Schluss streichen Sie in fließendem Rhythmus abwechselnd mit der rechten und linken Hand in Querrichtung über die seitlichen Rückenmuskeln, und zwar immer von der gegenüberliegenden Seite aus. Wenn Sie also links vom Partner knien oder stehen, dann streichen Sie auf seiner rechten Seite und umgekehrt. Diese Streichungen wirken überaus beruhigend und entspannend.

MAGISCHE GRIFFE FÜR BRUST UND ARME

Da Ihr Appetit auf Berührungen mit Sicherheit noch nicht gestillt ist, fügen Sie dem üppig-sinnlichen Erotikmahl noch einen vierten Gang hinzu: eine Variation aus magischen Zaubergriffen, die leidenschaftliche Gefühlsexplosionen auslösen. Denn Dekolleté und Busen sind für Frauen ein besonderes Zentrum der Lust, aber auch Männer lieben es, wenn ihre Brust mit zarten Pinselstrichen, mit den Lippen, Haaren oder mit warmen, weichen Händen berührt wird. Und können

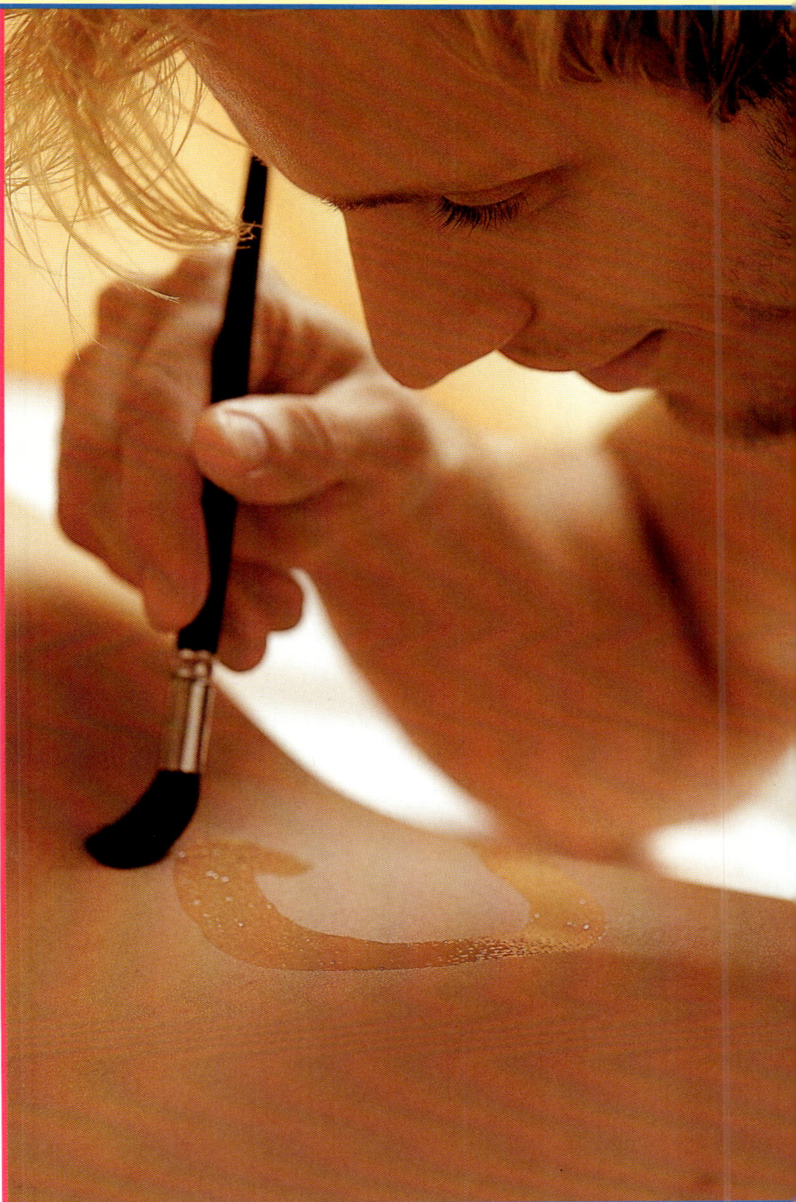

Mit zarten Pinselstrichen garnieren Sie Ihr erotisches Menü, ganz so, wie es Ihnen der Augenblick eingibt.

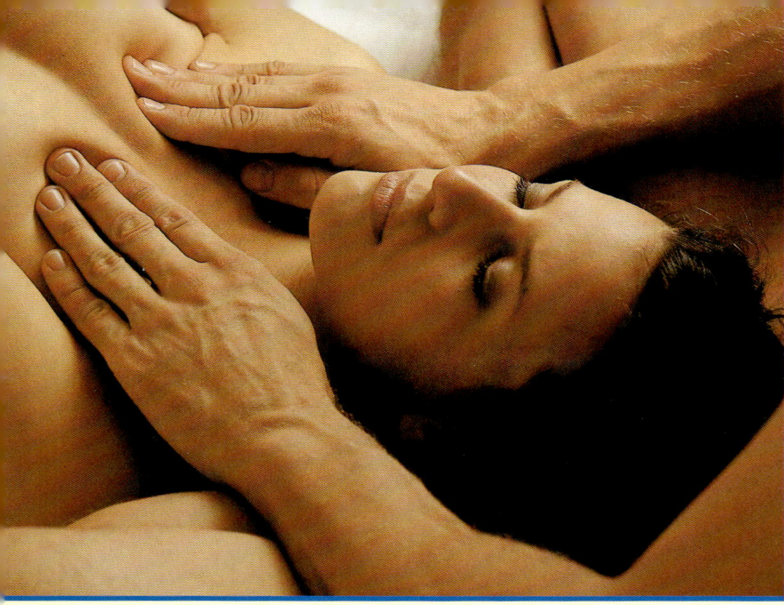

Hier ist Fingerspitzengefühl gefragt. Die Massage von Brust und Dekolleté genießen beide Partner gleichermaßen.

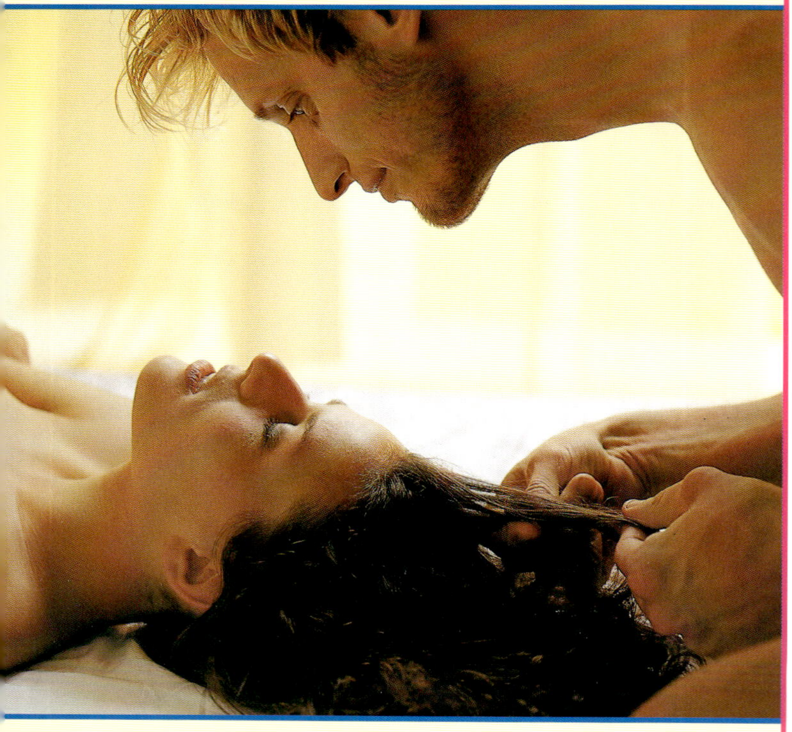

Haareziehen ist ausnahmsweise eindeutig erwünscht. Lassen Sie die Haarsträhnen zärtlich durch Ihre Finger gleiten!

auch die Arme durch die Massage völlig loslassen und entspannen, dann durchfluten heiße Wellen leidenschaftlicher Hingabe den ganzen Körper.

➤ Ihr Partner liegt auf dem Rücken und Sie sitzen, knien oder stehen am Kopfende. Nehmen Sie wieder den Pinsel zur Hand und streichen Sie mit federleichten Bewegungen das Öl auf die Brust Ihres Partners. Vergessen Sie keine Stelle, malen Sie kleine Kreise, Spiralen oder Herzen auf die Haut, ganz langsam und zart.

➤ Legen Sie Ihre Hände flach auf den unteren Teil des Brustkorbs und streichen sanft zwischen den Brustwarzen hoch über die Schultern bis zu den Oberarmen hin. Lassen Sie Ihre Hände mit einer leichten Bewegung zurückgleiten und streichen Sie nochmals von unten nach oben, immer wieder, so lange Sie möchten.

➤ Nun kreisen Sie mit flach aufliegenden Fingerspitzen über das gesamte Dekolleté, sanft und langsam, mit fließenden Bewegungen. Rutschen Sie dabei immer etwas tiefer, so dass Sie allmählich auch den Busen oder die Brust kreisend massieren können. Denken Sie daran, dass das zarte Gewebe des Busens nicht gezerrt oder allzu stark gedehnt werden darf – hier ist Fingerspitzengefühl gefragt. Diese magischen Streicheleinheiten sind purer Genuss für beide Partner.

➤ Danach streichen Sie das Dekolleté mit sanftem Druck Ihrer Handflächen zu den Seiten hin aus, in einem gleichmäßigen Rhythmus immer abwechselnd nach rechts und links. Das entspannt und lässt Ihren Partner hörbar aufatmen.

➤ Eine weitere Wohltat ist das streichende Kreisen in Form einer liegenden Acht rund um Busen oder Brust. Umkreisen Sie das Gebiet zunächst mit Ihrer rechten, flach aufliegenden Hand, dann mit der linken in fließendem Rhythmus, gleichmäßig und sanft.

➤ Anschließend umfassen Sie Ihren Partner links und rechts seitlich an der Taille und streichen nach oben bis unter die Achseln. Beim Hochstreichen können Sie den Oberkörper Ihres Partners leicht anheben, das vermittelt ein überwältigendes Gefühl von Befreiung und Loslassenkönnen.

➤ Jetzt erhalten die Arme lockernde Streicheleinheiten: Verreiben Sie zunächst etwas Öl in Ihren Handflächen, damit Sie sanft über die oft stark behaarten Arme gleiten können. Beugen Sie sich ein wenig vor und umfassen Sie beide Arme am Handgelenk. Streichen Sie über beide Unterarme und Oberarme nach oben zu den Schultergelenken hin. Umfassen Sie die Schultergelenke kurz, bevor Sie wieder fließend nach unten zu den Armgelenken hingleiten.

➤ Heben Sie nun den rechten Arm vorsichtig an und strecken ihn nach hinten, also in Ihre Richtung, aus. Halten Sie den Arm mit einer Hand am Handgelenk fest, während Sie mit der anderen Hand die Muskeln zart kneten, ausstreichen und wieder kneten. Auch die Achselhöhle erhält sanfte Berührungen, denn dort befinden sich hoch sensible Nerven, die nicht nur dann Alarm schlagen, wenn sie gekitzelt werden. Anschließend legen Sie den rechten Arm wieder behutsam auf der Unterlage ab und wenden sich dem linken zu.

➤ Zum Schluss legen Sie beide Hände flach auf die Schultern Ihres Partners und schieben diese mit abwechselndem Druck von sich weg: Während Sie mit der rechten Hand drücken, lassen Sie bei der linken mit dem Druck nach, immer im Rhythmus – das versetzt den Körper Ihres Partners in sanfte Schwingungen.

GESICHT UND KOPF IM RAUSCH DER SINNE

Die Brust- und Armmassage geht nun fließend in zarte Berührungen an Gesicht und Kopf über, den süßen Abschluss Ihres Fünf-Gänge-Menüs. Aus dem Gesicht Ihres Partners sollte nun jegliche Anspannung verschwunden sein, denn es spiegeln sich darin sämtliche Gefühle, die Sie mit Ihren kundigen Händen heraufbeschworen haben. Genießen Sie diesen Anblick völliger Entspannung und Schönheit.

➤ Verreiben Sie ein wenig Öl in Ihren Handflächen, und umfassen Sie sanft das Gesicht Ihres Partners. Halten Sie es wie ein kostbares Geschenk zwischen Ihren Fingern.

➤ Streichen Sie ganz langsam und sanft vom Kinn aus über Wangen, Schläfen und Stirn bis über den Haaransatz hinaus. Fassen Sie einzelne Haarsträhnen und lassen Sie Ihre Finger leicht durch die Haare gleiten. Danach legen Sie Ihre Hände wieder ans Kinn und streichen abermals nach oben bis in die Haare. Nehmen Sie sich Zeit dafür, denn Ihr Partner wird diese Streicheleinheiten sehr genießen.

➤ Danach massieren Sie die Kopfhaut mit langsamen, gleichmäßigen Kreisbewegungen Ihrer Fingerspitzen.

➤ Nach einer Weile lassen Sie Ihre Fingerspitzen sanft vom Kopf nach unten zum Kinn gleiten, wo Sie ebenfalls zarte Kreise in die Haut reiben. Mit Ihrem flach aufliegenden Daumen streichen Sie sanft in Querrichtung über die Lippen, an Wangen und Schläfen kreisen Ihre Fingerspitzen wieder. Den Bogen der Augenbrauen fahren Sie langsam mit beiden Daumen nach und auf der Stirn streichen Sie mit beiden flach aufliegenden Daumen von der Mitte nach außen zu den Schläfen hin. Wiederholen Sie jeden Fingergriff ein paar Mal und genießen Sie die sicht- und hörbaren Reaktionen Ihres Partners.

➤ Zum Schluss schenken Sie den Ohren noch ein paar erregende Liebkosungen, denn dort befinden sich äußerst sensible Lustpunkte, die Sie nicht nur mit den Fingerspitzen, sondern auch mit Ihren Lippen stimulieren sollten.

Nun bedarf es wohl keiner weiteren Empfehlungen mehr, wie Sie Ihr erotisch-süßes Dessert weiterhin genießen …

Zum Nachschlagen

BÜCHER, DIE WEITERHELFEN

MASSAGEN

Daiker, Ilona: **Shiatsu.** Heilende Berührung für Körper, Geist und Seele. Rowohlt Verlag, Reinbek
Das professionelle Shiatsu und die Grundlagen und Techniken für die Selbsthilfe zu Hause.

Reed Gach, Michael: **Heilende Punkte.** Akupressur zur Selbstbehandlung von Krankheiten. Droemer Knaur Verlag, München
Mittels Akupressur die Selbstheilungskräfte des Körpers aktivieren.

Voormann, Christina und Dandekar, Dr. med. Govin: **Babymassage.** Berührung, Wärme, Zärtlichkeit. Gräfe und Unzer Verlag, München
Verwöhnmassagen fürs erste Lebensjahr; mit vielen Rezepten für Massageöle.

Wagner, Dr. Franz: **Akupressur.** Heilung auf den Punkt gebracht. Gräfe und Unzer Verlag, München
Erklärt werden die Punkte und ihre Wirkungen sowie die Grifftechniken zur Selbst- und Partnerbehandlung.

Wagner, Dr. Franz: **Reflexzonenmassage.** Gräfe und Unzer Verlag, München
Einführung in die Hand- und Fußreflexzonenmassage; mit Übungen für die innere Energiebalance und gezieltem Entspannungsprogramm.

ENTSPANNUNG ALLGEMEIN

Busche Erlebnisguide: **Wellness & Beauty.** Busche, Dortmund
Einstimmung in das Thema Wellness und Vorstellung ausgewählter Wohlfühloasen.

Faust, Susanne und Lockstein, Carolin: **Relax!** Der schnelle Weg zu neuer Energie. Gräfe und Unzer Verlag, München
Das Wellness-Rezeptbuch mit den vielen Ideen, die rasch Entspannung und Balance bringen.

Holdau, Felicitas: **Einfach gut drauf.** Tolle Gute-Laune-Macher. Gräfe und Unzer Verlag, München
Wirkungsvolle Stimmungsmacher für trübe Tage – Düfte, Farben, Edelsteine, Lebensmittel, mentale Tricks und mehr.

Mansmann, Dr. med. Vinzenz: **Total erschöpft.** Neue Energie durch Naturheilmittel. Gräfe und Unzer Verlag, München
Naturheilkundliche Therapien, die helfen, bei Erschöpfung schnell wieder auf die Beine zu kommen.

Schutt, Karin: **Ayurveda.** Sich jung fühlen ein Leben lang. Gräfe und Unzer Verlag, München
Praktische Einführung in die auf westliche Bedürfnisse zugeschnittene Form des Ayurveda.

ENTSPANNUNGSMETHODEN

Grasberger, Dr. med. Delia: **Autogenes Training.** Gräfe und Unzer Verlag, München
Buch plus Audio-CD mit ca. 70 Minuten Spieldauer: Leichte, motivierende Einführung in das autogene Training.

Johnen, Wilhelm: **Muskelentspannung nach Jacobson.** Gräfe und Unzer Verlag, München
Das Basisprogramm der Methode; Übungen für den Berufsalltag, für zu Hause oder unterwegs helfen, Stress abzubauen.

Langen, Prof. Dr. med. Dietrich:
Autogenes Training. Gräfe und Unzer Verlag, München
Mit diesem Grundkurs lässt sich das autogene Training erlernen und wirksam zur Entspannung anwenden.

Lesch, Matthias und Förder, Gabriele:
Kinesiologie. Aus dem Stress in die Balance. Gräfe und Unzer Verlag, München
Kinesiologische Testverfahren und Übungen helfen, Stress zu lindern und die Lebensenergie zu erhöhen.

ADRESSEN, DIE WEITERHELFEN

DEUTSCHLAND

Deutsche Gesellschaft für Ayurveda e. V.
Wildbadstraße 201
D–56841 Traben-Trarbach
www.ayurveda.de

Deutscher Verband für Physiotherapie
Deutzer Freiheit 72–74
D–50679 Köln
www.zvk.org

Institut für Hawaiian-Bodywork
Inhaberin: Nirvano Martina Schulz
www.hawaiian-bodywork.de

NUAD –
Institut für Traditionelle Thai-Massage
Wilhelmshavener Straße 28A
D–10551 Berlin
www.nuad.de

TouchLife –
Schule für Ganzheitliche Massage
Breckenheimer Straße 26a
D–65719 Hofheim
www.touchlife.de

www.massageservice-online.de
Infos und Links zu zahlreichen Massageangeboten.

ÖSTERREICH

Academy of Reflexology Austria
Achsengraben 12
A–4230 Pregarten
www.reflexology.at

Österreichische Gesellschaft für Ganzheitliche Medizin
Gablenzgasse 7
A–1150 Wien

SCHWEIZ

Schweizerischer Physiotherapeuten-Verband (SPV)
Oberstadt 8
CH–6204 Sempach-Stadt

Verband diplomierter Masseure der Schweiz (VDMS)
Postfach 4242
CH–5001 Aarau

REGISTER

IMPRESSUM

Die Autorin
Karin Schutt studierte Kommunikationswissenschaften, Psychologie und Pädagogik und machte anschließend Zusatzausbildungen in Massage und Atemtherapie. Als im Bereich Wellness spezialisierte Autorin hat sie bereits zahlreiche Bücher veröffentlicht, unter anderem zu den Themen Massagen und Ayurveda.

Redaktionsleitung: Doris Birk
Redaktion: Monika Rolle
Lektorat: Irmela Sommer
Gestaltung und Layout: independent Medien-Design
Herstellung: Renate Hutt
Satz: Bernd Walser Buchproduktion, München
Repro: Repro Ludwig, Zell am See
Druck und Bindung: Druckerei Stürtz, Würzburg

ISBN 3-7742-5569-5

Auflage: 4. 2005 3. 2004 2. 2003

GRÄFE UND UNZER

Ein Unternehmen der
GANSKE VERLAGSGRUPPE

Fotoproduktion
Tom Roch

Weitere Fotos
B. Brinkmann GmbH / www.zipperlein.com: Innenklappe vorne Mitte unten. **GU:** Seite 76 oben (Markus Amon); 44 re. (Bärbel Büchner); Umschlag vorne li. und re. (Christian Dahl); 72 (Ingolf Hatz); 11 re. (Andreas Hosch); Umschlag hinten Mitte, U2 Mitte, U3 Mitte, 2 re., 10, 11 li., 18 li., 19 li., 20 oben, 21 unten, 25, 26, 45 re., 57, 73, 79 li. (alle Manfred Jahreiß); Umschlag vorne Mitte, 3 li., 18 re., 35 li. (alle Michael Leis); 19 re., 62 li. (Christin Losta); 8 unten, 15 oben, 44 li., Innenklappe vorne li. oben und re. unten (alle Tom Roch); 45 li., 78, 79 re., 84 li. (alle Studio Schmitz). **IFA-Bilderteam:** Seite 21 oben. **Jahreszeiten-Verlag:** Seite 2 li., 54 (A. Al-Doori); Innenklappe hinten (Lomi Lomi Nui, S. Gazaryan); 47 oben re. (G. Schwan); Innenklappe hinten (alle außer Lomi Lomi Nui, F. Wartenberg). **Jump:** Seite 61, Innenklappe vorne Mitte oben (Annette Falck). **Koch & Glass:** Seite 20 unten. **Mauritius:** Seite 8 oben (age). **Stock Market:** Seite 3 re. (Andreas Brockers), 23 (William Whitehurst).

Wichtiger Hinweis
Dieser Ratgeber gibt Anregungen dafür, wie man mittels Massagen entspannen kann. Alle Griffe, Tipps etc. wurden sorgfältig recherchiert und haben sich in der Praxis bewährt. Dennoch sind alle Leserinnen und Leser aufgefordert, in eigener Verantwortung zu entscheiden, ob und inwieweit sie die Vorschläge anwenden können. Die Autorin und der Verlag übernehmen keine Haftung.
Die Massagen in diesem Buch ersetzen nicht die Behandlung gesundheitlicher Störungen durch einen erfahrenen Arzt oder Therapeuten. Bei einigen Erkrankungen könnte eine Massage sogar die Symptome verstärken oder akute Krankheitsschübe auslösen. Wenn Sie Beschwerden mit Massagen selbst behandeln möchten, sollten Sie zuvor Ihren Arzt befragen. Beachten Sie auch den Hinweis „Massage-Tabus“ auf Seite 32!

Ihr Gräfe und Unzer Verlag
Redaktion Gesundheit
Postfach 86 03 25
81630 München
Fax: 0 89 / 4 19 81-1 13
E-Mail: leserservice@graefe-und-unzer.de

Umwelthinweis
Dieses Buch wurde auf chlorfrei gebleichtem Papier gedruckt. Um Rohstoffe zu sparen, haben wir auf Folienverpackung verzichtet.

Die **GU-Homepage** finden Sie im Internet unter **www.gu-online.de**